ステロイド性骨粗鬆症の管理と治療ガイドライン

2014年改訂版

日本骨代謝学会 ステロイド性骨粗鬆症の
管理と治療ガイドライン改訂委員会 編

大阪大学出版会

執筆者一覧

日本骨代謝学会　ステロイド性骨粗鬆症の管理と治療ガイドライン改訂委員会

名和田　新	**委員長** 誠和会牟田病院 序文　担当	
田中　良哉	**理事長** 産業医科大学医学部第1内科学講座 第1章　担当	
大薗　恵一	大阪大学大学院医学系研究科小児科学 第2章　担当	
髙柳　涼一	九州大学大学院医学研究院病態制御内科学 第3章　担当	
藤原　佐枝子	広島原爆障害対策協議会健康管理・増進センター 第4章　担当	
鈴木　康夫	東海大学医学部内科学系リウマチ内科学 第4章、第5章　担当	
中山　久徳	そしがや大蔵クリニック 第6章　担当	
田中　郁子	名古屋膠原病リウマチ痛風クリニック 第7章　担当	
佐川　昭	佐川昭リウマチクリニック 第8章　担当	
三木　隆己	泉大津市立病院 第9章　担当	
田中　栄	東京大学医学部整形外科教室 第10章　担当	
宗圓　聰	近畿大学医学部奈良病院整形外科・リウマチ科 第11章　担当	

目 次

序 文　vii

第1章　ステロイド性骨粗鬆症とは ── 1

1. 背景と疫学 …………………………………………………… 1
2. メカニズム …………………………………………………… 1
3. 臨床的特徴 …………………………………………………… 2
4. 診断と管理 …………………………………………………… 3
5. 治療薬 ………………………………………………………… 3

第2章　副腎皮質ステロイドの生理とステロイドの薬理・副作用 ── 5

1. 副腎の構造と機能 …………………………………………… 5
2. 副腎皮質ステロイドホルモンの合成および代謝 ………… 5
3. 副腎皮質ステロイドの作用機構 …………………………… 6
　1) グルココルチコイド（糖質コルチコイド）　6
　2) ミネラルコルチコイド（鉱質コルチコイド）　6
　3) 副腎アンドロゲン　6
　4) 副腎皮質ステロイドホルモンの作用機序　6
4. 副腎皮質機能異常症 ………………………………………… 7
　1) 副腎機能低下症　7
　2) 副腎皮質過形成症　8
　3) クッシング症候群　8
5. 副腎皮質ステロイド薬の薬理作用 ………………………… 8
6. 副腎皮質ステロイド薬の副作用 …………………………… 9

第3章　2004年度版ガイドラインの概要 ── 13

1. 対　象 ………………………………………………………… 13
2. 治療開始の基準 ……………………………………………… 13
3. 治療方針 ……………………………………………………… 15

第4章 管理と治療ガイドラインの作成手順および治療介入基準 ― 17

1. ガイドラインの作成手順 …………………………………………………… 18
   1) 対　象（骨折危険因子解析に用いた国内コホート）　19
   2) 骨折を予測する因子の抽出　20
   3) 骨折を予測する因子のカテゴリー化　22
   4) 骨折予測因子のスコア化　22
   5) 骨折/非骨折例を最も効率よく判別できるカットオフスコアの検討　22
   6) ステロイド性骨粗鬆症一次予防コホート集団を用いたカットオフスコアの検証　24
2. ガイドラインにおける治療介入基準 ………………………………………… 25
   1) 薬物療法開始の基準となるカットオフスコアの決定　25
   2) 骨折リスク評価法としてのスコア法の特徴　25

第5章 管理と治療ガイドラインにおけるエビデンスに基づく治療薬の選択 ― 29

1. 各薬剤の推奨度 …………………………………………………………… 29
2. ガイドラインの概要 ……………………………………………………… 30
   1) 対　象　30
   2) 指導・治療と経過観察　31

第6章 関節リウマチにおける管理と治療の実際 ―――――――――― 35

1. 関節リウマチと骨粗鬆症 …………………………………………………… 35
2. RA患者にみられる骨粗鬆症の臨床的実態 ………………………………… 35
   1) RA患者の骨粗鬆症有病率　35
   2) RA患者でのステロイド性骨粗鬆症　36
3. RA患者の骨粗鬆症の診断と治療開始基準 ………………………………… 37
   1) RA患者の骨粗鬆症診断　37
   2) RA患者の骨粗鬆症治療開始基準　37
4. RA患者の骨粗鬆症治療とその効果 ………………………………………… 38
   1) RA患者を対象とした骨粗鬆症治療のEBM　38
   2) RA患者での骨粗鬆症治療による顎骨壊死の出現　38

第7章　膠原病における管理と治療の実際 — 41

1. 膠原病におけるステロイド性骨粗鬆症 …………………………… 41
    1）膠原病におけるステロイド性骨粗鬆症の特殊性　41
    2）疫学あるいは頻度　42
2. 実際の管理 ……………………………………………………………… 43
    1）インフォームドコンセント　43
    2）単純XP　44
    3）骨量測定　45
    4）年　齢　45
    5）骨代謝マーカー　45
    6）FRAX®　45
    7）カルシウム、ビタミンDの補充　46
    8）運動療法、ライフスタイルの指導　46
3. 治　療 …………………………………………………………………… 46
    1）妊娠、授乳とビスホスホネート　46
    2）ビスホスホネート関連顎骨壊死　47
4. 治療の継続 ……………………………………………………………… 47

第8章　呼吸器、消化器、血液疾患などの内科疾患における管理と治療の実際 — 49

1. 呼吸器疾患 ……………………………………………………………… 49
    1）気管支喘息とステロイド治療　49
    2）慢性閉塞性肺疾患（COPD）の全身的影響と骨粗鬆症について　50
    3）COPDにおけるステロイド薬の位置づけ　50
2. 消化管および肝疾患 …………………………………………………… 50
    1）炎症性腸疾患　51
    2）肝疾患における骨粗鬆症　51
    3）自己免疫性肝炎　51
3. 血液疾患 ………………………………………………………………… 52
    1）多発性骨髄腫　52
    2）特発性（自己免疫性）血小板減少性紫斑病　52

第9章 高齢者における管理と治療の実際 ── 55

1. 高齢者骨粗鬆症の特徴と治療の原則 …………………… 56
2. いつ投与を開始するか …………………………………… 56
3. どの薬剤を選択するか …………………………………… 57
4. 治療有効性判定および副作用の評価 …………………… 58

第10章 脆弱性骨折の保存的治療・外科的治療 ── 61

1. 椎体骨折 ……………………………………………………… 61
2. 大腿骨近位部骨折 …………………………………………… 62
3. 橈骨遠位端骨折 ……………………………………………… 63
4. 上腕骨近位部骨折 …………………………………………… 63
5. その他の骨折・その他の治療 ……………………………… 64

第11章 海外におけるガイドラインと今後の展望 ── 67

1. ステロイド性骨粗鬆症の歴史 ……………………………… 67
2. 海外のガイドライン、勧告、枠組み ……………………… 68
   1) ACRの2001年の改訂勧告　68
   2) 英国の改訂ガイドライン　69
   3) FRAX®　69
   4) 2002年から2010年のガイドライン、勧告　70
   5) ACRの2010年の改訂勧告　71
   6) IOFとECTSによるガイドライン作成のための枠組み　72
   7) 英国NOGGによるガイドライン　73
3. 今後の展望 …………………………………………………… 74

序　文

　副腎皮質ステロイド（グルココルチコイド）は強力な抗炎症、抗免疫作用をもち、関節リウマチ、膠原病、血液疾患、呼吸器疾患、腎疾患、消化器疾患、皮膚疾患を含め、多くの疾患の治療に使用されている。ヘンチ博士が警鐘した重篤な副作用を解離するSGRMの開発が試みられているが、現在でもステロイドを凌駕する薬剤はない。

　ステロイド性骨粗鬆症は続発性骨粗鬆症の中で最も高頻度に起こり、原発性骨粗鬆症と異なる点は年齢、性、人類などと関係なく発症し、高骨密度で骨折を起こすことである。

　米国リウマチ学会はステロイド性骨粗鬆症の25％が骨折を起こしている深刻な事実を明らかにし、1996年骨折予防のためのガイドラインを発表した。その後相次いで各国がガイドラインを発表した。

　わが国では2001年日本骨代謝学会（清野佳紀理事長）のステロイド性骨粗鬆症診断基準検討小委員会において、わが国のエビデンスに基づいたステロイド性骨粗鬆症の管理と治療ガイドラインを策定した（J Bone Miner Metab 2005）。

　最近ステロイド性骨粗鬆症の病態の詳細が明らかにされている。ステロイドは直接骨に作用し、骨芽細胞と骨細胞のアポトーシスを促進し、骨形成の低下と骨質の劣化を導く。破骨細胞は正常状態に維持され骨吸収の促進は早期に一過性にみられる。すなわち骨吸収と骨形成が亢進する性腺機能低下症と二次性副甲状腺機能亢進症の間接的作用ではなく、骨芽細胞と骨細胞に対する直接作用が発症機構の主体である。さらに高齢者ではステロイドにより11βHSD1（コルチゾンをコルチゾールに変換）の活性が増加する。

　PTH（副甲状腺ホルモン）および高力価のビスホスホネート製剤の登場により米国リウマチ学会をはじめ、各国でガイドラインの改訂が行われた。

　日本疫学会がレセプトを用いてわが国のステロイド性骨粗鬆症のガイドラインの遵守状況を調査し、遵守率は20〜30％と低く、ガイドラインがあまり活用されていないことを明らかにした。診療の質を向上させるため、多くの医療関係者に利用されやすいガイドラインにすることが求められる。

　わが国では2009年日本骨代謝学会（松本俊夫理事長）のステロイド性骨粗鬆症の管理と治療ガイドライン改訂委員会で、2004年度版のガイドラインの検証を行い、2014年にわが国の新しいエビデンスを中心に、多くの医療関係者に使いやすいように、複数の危険因子を組み合わせたスコア方式を取り入れた世界に類をみないガイドラインを策定した（J Bone Miner Metab 2014）。

　本書は田中良哉理事長のもとで、わが国のステロイド性骨粗鬆症による骨折の一次予防と二次予防の5つのコホートスタディを解析し、骨折予測因子をスコア化した新しいステロイド性骨粗鬆症の管理と治療ガイドラインの紹介とステロイド性骨粗鬆症の病態と治療の最新の知見を紹介する。

第 1 章　ステロイド性骨粗鬆症とは

はじめに

　副腎皮質ステロイド（合成グルココルチコイド）は強力な抗炎症作用と免疫抑制作用を有する薬剤で、膠原病、呼吸器疾患、アレルギー疾患、腎疾患、移植後拒絶反応などの治療に汎用される。しかし、副腎皮質ホルモン（コルチゾール）と共通の核内受容体に結合して、糖、脂質、骨等の代謝異常を生じる。ステロイド性骨粗鬆症とは、副腎皮質ステロイドによる骨代謝異常症である。副腎皮質ステロイドの副作用の4分の1を占め、しばしば骨粗鬆化にともなう脆弱性骨折を生ずる。一方、ステロイド性骨粗鬆症は処方された薬剤による副作用であり、的確な管理と治療が必要であるが、薬剤により脆弱性骨折発生率を抑制できることが明確となってきた。日本骨代謝学会では、2004年度にステロイド性骨粗鬆症の管理と治療ガイドラインを公表したが、新しいエビデンス活用や汎用性向上などを目的として2014年に大幅に改訂した[1,2]。本章では、ステロイド性骨粗鬆症の疫学、病態、臨床、管理と治療の最近の考え方について概説する。

1. 背景と疫学

　骨組織の恒常性は骨吸収と骨形成の連鎖的反復により維持される。しかし、閉経や加齢にともなうエストロゲン欠乏、副腎皮質ステロイドや慢性炎症刺激などは、骨代謝平衡を破綻させて骨量と骨質を変化させ、骨脆弱性が亢進した骨代謝異常症、骨粗鬆症を生じる[3-5]。閉経や加齢にともなう骨粗鬆症を原発性骨粗鬆症と呼び、約1200万人以上の患者が推定される。

　これに対して、続発性骨粗鬆症は明確な原因や要因によるもので、ステロイド性骨粗鬆症が代表的である。わが国では約200万人が副腎皮質ステロイドを3ヶ月以上使用し、120万人以上のステロイド性骨粗鬆症患者が存在するとされる。また、同薬剤の長期使用により、30〜50％に脆弱性骨折が発生する。さらに、骨折は副腎皮質ステロイド開始後早期に、骨密度が正常でも生ずる症例も少なくなく、QOL（quality of life）を著しく低下させて、しばしば生命予後に影響する。

2. メカニズム

　副腎皮質ホルモン（コルチゾール）は生体内で産生され、グルココルチコイド受容体に結合して生理機能を発揮する。副腎皮質ステロイドも同じ受容体に結合し、核内に移行してAP-1やNF-κB等の転写制御を介して薬理作用を発揮する[6]（図1）。一方、生体内ではプレドニゾロン換算2〜2.5 mgのコルチゾールが産生されるが、体外から薬剤として投与すると、コルチゾールと同じ転写調節を介して糖・脂質・骨などの代謝異常を引き起こす。

　骨組織の恒常性は、内分泌系等の調節によって破骨細胞による骨基質吸収と骨芽細胞による骨形成の連鎖的反復（骨リモデリング）および力学的ストレスなどを感知した骨細胞による骨

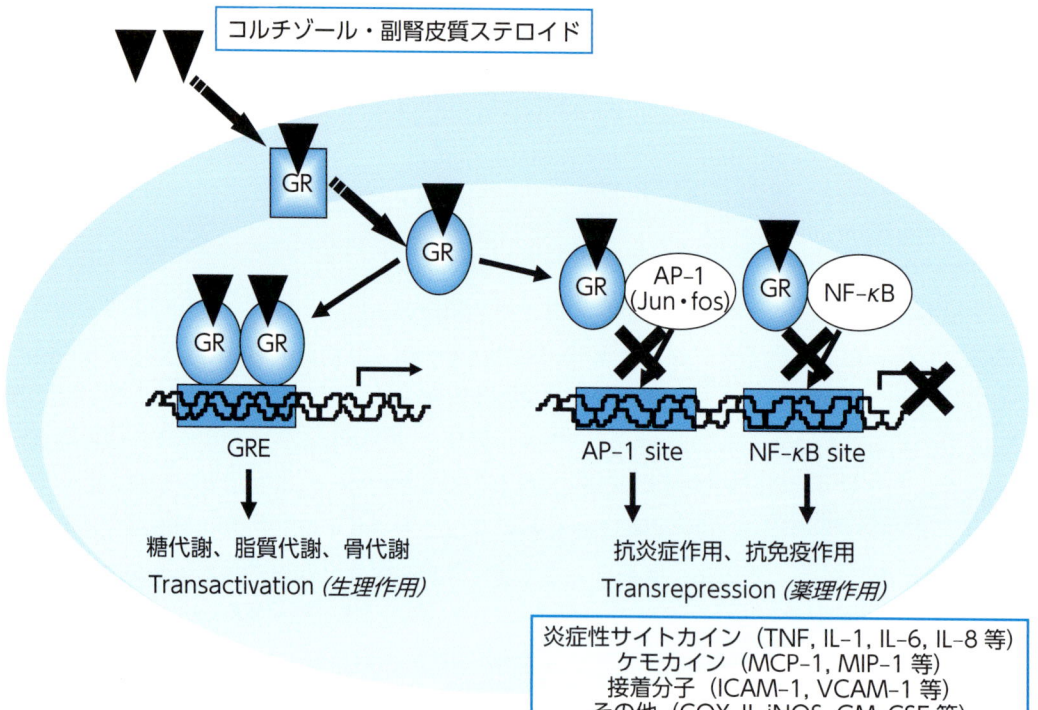

図1 副腎皮質ホルモン（コルチゾール）と副腎皮質ステロイド（グルココルチコイド）の作用機構
コルチゾールおよび副腎皮質ステロイドは、グルココルチコイド受容体（GR）に結合し、核内へ移行してGRE領域を有する遺伝子の転写を誘導して代謝調節機能を発揮し、AP-1やNF-κB等の転写因子の活性化を拮抗阻害して薬理作用を発揮する。しかし、副腎皮質ステロイドは薬理作用のみならず、GRE領域を介して代謝異常を引き起こす。

芽細胞への分化・活性化調節（骨モデリング）により維持される。しかし、閉経や加齢にともなうエストロゲン欠乏、副腎皮質ステロイド投与や関節リウマチなどの慢性炎症刺激などは、骨代謝平衡を破綻して骨量と骨質を変化させ、骨脆弱性が亢進した骨代謝異常症、すなわち骨粗鬆症を生じる。

副腎皮質ステロイドは、骨芽細胞や骨細胞のアポトーシスを増強して骨形成を阻害し、骨微細構造の破壊を引き起こす。また、破骨細胞の成熟を助長し、細胞寿命を延長させて骨吸収を増強する。さらに、腸管カルシウム吸収、腎カルシウム再吸収、下垂体ホルモン産生の低下等により二次性副甲状腺機能亢進を介して破骨細胞の成熟・活性化を促進する。すなわち、骨形成を阻害し、骨吸収を助長して、ステロイド性骨粗鬆症を引き起こす[3-5]。

3. 臨床的特徴

ステロイド性骨粗鬆症は、以下の臨床的特徴を有する[3-5]。副腎皮質ステロイドの投与開始早期から骨粗鬆化が急速に進行し、脆弱性骨折率も高い。骨量減少はステロイド投与量に依存するが、安全域はなく骨粗鬆化は必発する。骨粗鬆化は、BMI低値、疾患活動性、高齢、臥床、機能障害、閉経、臓器障害などの要因により助長される。また、海綿骨の骨梁幅の低下に加え、皮質骨の厚みも減少し、さらに、骨量のみならず骨質や骨微細構造も低下して、骨量が正常でも骨折する症例、骨折後に骨粗鬆症が診断される症例も少なくない。

ステロイド性骨粗鬆症には特異的な症状はない。しかし、骨粗鬆症にともなう脆弱性骨折を

生ずると激しい疼痛を引き起こす。原発性骨粗鬆症にともなう骨折よりも程度が重いとされ、長期的にQOLを著しく損なう。

4. 診断と管理

　ステロイド性骨粗鬆症の診断には、診断基準よりも管理と予防のための治療介入指針が使用される。2001年、米国リウマチ学会はステロイド性骨粗鬆症の予防と治療のための勧告を発表した。一般的指導に加え、プレドニゾロン換算5 mg以上を3ヶ月以上使用する症例では、骨密度がTスコアで＜－1ならばビスホスホネートで一次予防するよう勧告した。2010年に、年齢、性、リスク、既存骨折の有無、ステロイド使用期間等の多様な状況に応じてエビデンスに基づく薬剤等による予防と治療のための管理基準を改訂したが、詳細で複雑な指針となっている[7]。

　日本骨代謝学会は、2004年にステロイドを3ヶ月以上使用中か使用予定の患者で、① 既存骨折があるか、治療中の新規骨折がある、② ①がなくても骨密度が若年成人平均値の80％未満、③ ①②がなくてもプレドニゾロン5 mg/日以上使用の際には、治療の必要性を喚起した[1]。その後10年間に蓄積した5つのわが国のコホート研究、薬剤のエビデンス等に基づき、2014年改訂版を策定した[2]。副腎皮質ステロイドを3ヶ月以上使用中か使用予定の患者で、一般的指導に加えて、厳密な統計処理により得られた既存骨折、年齢、ステロイド量、骨密度を危険因子として点数評価し、3点以上ならばアレンドロネートかリセドロネートの使用を推奨した。骨密度やX線撮影をせずとも、ステロイドを処方する医師が容易に汎用できると期待される。

5. 治療薬

　ステロイド性骨粗鬆症の治療は、一般的指導と薬物療法の2本立てで行う。喫煙や過剰なアルコール摂取などの骨粗鬆症の危険因子となる生活習慣の改善、薬剤の正しい理解、ビタミンDやカルシウムのサプリメントとしての補充、普段からの運動や歩行の習慣の励行、荷重運動、転倒予防、脊椎骨折の際の歩行時のコルセットの着用などの患者指導が基本となる。

　骨粗鬆症の薬剤として、骨芽細胞の活性化および破骨細胞による骨吸収を阻害する方法がある。治療効果は、腰痛や身長低下などの脆弱性骨折の可能性を示唆する病歴の問診、X線や骨密度、骨代謝マーカーを経時的に経過観察することにより判定できる。また、経過中に2014年改訂版のスコアを満たせば、薬剤介入を行う[2]。

　ビスホスホネートは活性化破骨細胞のメバロン酸経路を阻害し、破骨細胞にアポトーシスを誘導して骨吸収を抑制し、骨粗鬆症における骨密度と骨微細構造を改善し、骨折発生率を抑制できる[3-5]。また、ステロイド性骨粗鬆症に対しても、骨量改善と骨折の発生抑制効果を有する[8]。なお、顎骨壊死症の発症に留意し、口腔衛生を保持することが有用である。

　2014年改訂版では代替薬として、ビスホスホネート製剤であるイバンドロネート、既存骨折の患者には遺伝子組換えPTH製剤のテリパラチド、骨密度の維持には活性型ビタミンD_3製剤アルファカルシドール、カルシトリオールが推奨される[2]。将来的には、活性型ビタミンD_3製剤エルデカルシトール、抗RANKL抗体デノスマブ、カテプシンK阻害薬オダナカチブ、抗スクレロスチン抗体ロモソズマブなどにも、ステロイド性骨粗鬆症への可能性が期待される。

おわりに

　副腎皮質ステロイドによる骨粗鬆症は高頻度で、それによる脆弱性骨折は QOL を著しく損なうが、ステロイド性骨粗鬆症に対する医師の認識は不十分である。治療のピットフォールであると同時に、処方された薬剤により生じた副作用でもあり、処方医師には管理や治療に当たる責務がある。骨粗鬆症に限らず、副腎皮質ステロイドは少量でも多様な副作用を生ずることは明確で、適正使用を促し、適切な管理と治療に関するエビデンスを構築していくことが必要である。また、最も重要なことは、ステロイド薬の適応、量、期間を病態に応じて適切に設定することである。

文　献

1) Nawata H, Soen S, Takayanagi R, et al. The Subcommittee to Study Diagnostic Criteria for Glucocorticoid-Induced Osteoporosis. Guidelines on the management and treatment of glucocorticoid-induced osteoporosis of the Japanese Society for Bone and Mineral Research (2004). J Bone Miner Metab 23: 105-9, 2005
2) Suzuki Y, Nawata H, Soen S, et al. Guidelines on the management and treatment of glucocorticoid-induced osteoporosis of the Japanese Society for Bone and Mineral Research: 2014 update. J Bone Miner Metab 32, (DOI 10.1007/s00774-014-0586-6), 2014
3) Rachner TD, Khosla S, Hofbauer LC. Osteoporosis: now and the future. Lancet 377: 127, 2011
4) Weinstein RS. Clinical practice. Glucocorticoid-induced bone disease. N Engl J Med 365: 62-70, 2011
5) Soen S, Tanaka Y. Glucocorticoid-induced Osteoporosis — Skeletal Manifestation of Glucocorticoid and 2004 Japanese Society for Bone and Mineral Research-Proposed Guideline for Its Management —. Mod Rheumatol 15: 163-8, 2005
6) de Bosscher K, Vanden Berghe W, Haegeman G. The interplay between the glucocorticoid receptor and nuclear factor-κB or activator protein-1: molecular mechanisms for gene repression. Endocr Rev 24: 488-522, 2003
7) Grossman JM, Gordon R, Ranganath VK, et al. American College of Rheumatology 2010 recommendations for the prevention and treatment of glucocorticoid-induced osteoporosis. Arthritis Care Res 62: 1515-26, 2010
8) Okada Y, Nawata M, Nakayamada S, et al. Commencing use of alendronate protects premenopausal women from bone loss and fracture associated with high-dose glucocorticoid therapy. J Rheumatol 35: 2249-54, 2008

第 2 章 副腎皮質ステロイドの生理とステロイドの薬理・副作用

はじめに

　ステロイドホルモンは、脂溶性ホルモンに分類され、構造としてコレステロール由来のステロイド骨格をもち、ヒトでは、グルココルチコイド（コルチゾール等）、ミネラルコルチコイド（アルドステロン等）、エストロゲン（エストラジオール等）、アンドロゲン（テストステロン等）、プロゲステロンに 5 大別される。副腎皮質では、このうち、グルココルチコイドとミネラルコルチコイドが主として産生されるので、副腎皮質ステロイドとして本章で取り上げるが、一部、副腎アンドロゲンについても言及する。

1. 副腎の講造と機能

　副腎は腎上極に存在する三角錐形の内分泌腺で、被膜、皮質（中胚葉由来）、髄質（外胚葉由来）から構成される。副腎皮質は外側より、ミネラルコルチコイドを産生する球状層、グルココルチコイドを産生する束状層、副腎アンドロゲンを産生する網状層の 3 層構造からなる。視床下部（hypothalamus）から CRH、下垂体（pituitary gland）から Adrenocorticotropic hormone（ACTH）が分泌され、副腎（adrenal gland）よりグルココルチコイドが分泌されて、全体の機能が調節され、これを HPA axis と呼ぶ。

　副腎は、副腎・生殖腺共通原基から発生する。その際、SF1, DAX1 などの転写因子および WNT4 などの生理活性物質が必須の働きをなす。SF1, DAX1 に異常があると副腎の発生が障害され、先天性の副腎機能低下症となる。胎児副腎は成人のそれより体重比では非常に大きく、ホルモン活性も高いが、生後、胎児副腎は退縮し、生後 6 ヶ月以降ではすべて永久副腎に置き換わる。網状層の発達は遅く、6 歳以降に出現すると考えられている。

2. 副腎皮質ステロイドホルモンの合成および代謝

　副腎皮質ステロイドホルモンはコレステロールから合成される。主として血中の LDL コレステロールは、LDL 受容体を介して副腎皮質細胞に取り込まれる。細胞内でコレステロールエステラーゼにより分解されて、遊離コレステロールとなる。遊離コレステロールは StAR（steroidogenic acute regulatory protein）を介してミトコンドリアに取り込まれ、P450scc によりプレグネノロンとなり、ミクロゾームで 3βHSD の作用によりプロゲステロンに変換される。P450c17 の作用により、17α ヒドロキシプロゲステロンとなり、P450c21 の作用により 11 デオキシコルチゾールとなり、再び、ミトコンドリア内に取り込まれ、P45011b の作用によりコルチゾールが産生され、分泌される。P450 酵素はヘムを有し、酸化反応を触媒する酵素の総称で、吸光度のピークが 450 nm であるという特徴をもつ。電子伝達は NADPH とアドレノドキシンレダクターゼあるいはチトクロム P450 オキシドレダクターゼ（POR）により行われる。前者は 1 型酵素でミトコンドリアに存在し、後者は 2 型酵素でミクロゾームに存在する。

P450c18は球状層のみに発現するためアルドステロンの合成は球状層のみで行われる。また、副腎では、17βヒドロキシステロイド脱水素酵素およびアロマターゼがほとんど発現していないので、テストステロンやエストロゲンは産生されない。

3. 副腎皮質ステロイドの作用機構

1) グルココルチコイド（糖質コルチコイド）

コルチゾールは束状層にて産生され、種々の代謝を調節してストレスに対応し、糖質（糖新生の亢進）・蛋白質（異化の促進）・脂質（脂肪酸およびグリセロールの産生）などの代謝機能、抗炎症、中枢神経機能調節、免疫調節、生殖、骨代謝など多彩な作用を有する。インスリン感受性低下、肝グリコーゲン蓄積促進作用を有する。肺の発達にも必要である。抗ストレス作用を発揮するために、10倍程度分泌を高めることができる。下垂体前葉から分泌されるACTHは律動的な変動と日内変動を示す。ACTHはmeranocortin receptor（MCR）5種類すべてに結合するが、副腎においてステロイド合成を高めるのはMC2Rを介した作用と考えられている。コルチゾールの生理的分泌量は、以前考えられていたよりも少ない量である9～11 mg/m^2/日程度とされている。副腎皮質から分泌されるコルチゾールも同様に日内変動を示し、早朝に最高値、夕方に低値、深夜に最低値を示す。日内変動は、3歳以降に確立される。欠乏時の臨床症状は非特異的で多彩（易疲労感、体重減少、消化器症状など）である。

2) ミネラルコルチコイド（鉱質コルチコイド）

アルドステロンは球状層にて産生され、腎臓の遠位尿細管に作用し、Na＋再吸収とK＋、H＋の排泄を促進し、水の貯留を促す。主にレニン-アンギオテンシン系により制御され、電解質バランス・体液量・血圧を調節する。その他、腸管、汗腺、唾液腺、脳などにも受容体は存在する。欠乏時には低ナトリウム血症、高カリウム血症、レニン高値、脱水、体重増加不良、低血圧、末梢循環不全、ショックなどがみられる。

3) 副腎アンドロゲン

網状層にて産生されるDHEA（dehydroepiandrosterone）は、99％以上が硫酸抱合体DHEA-sulfate（DHEAS）として存在する。血中DHEASは年齢で変動し、思春期前に低く、15～25歳頃ピークに達し、以後加齢とともに低下する。副腎アンドロゲンもACTHにより分泌調節されるが、DHEASはDHEAと比べ血中半減期が約6時間（DHEAの約15倍）と長いので、著明な日内変動を認めないという特徴がある。弱い男性ホルモン作用を有し、欠乏症状として脱毛、恥毛・腋毛の発育不良（女性）がみられる。副腎アンドロゲンの産生開始時期をadrenarcheと呼び、6～8歳頃である。一方、副腎アンドロゲンの産生低下が起こるときはadrenopauseで、30歳代に始まるとされる。DHEAには、肥満、糖尿病、発ガン、動脈硬化、骨粗鬆症、記憶維持などに関して有益な作用が報告されているが、臨床的な応用は今後の課題である。

4) 副腎皮質ステロイドホルモンの作用機序

産生された副腎皮質ステロイドホルモンは血中に入り、主としてCBG（corticosteroid

binding globulin）と結合し、一部（10％程度）は遊離型として標的臓器に運ばれる。遊離型のステロイドホルモンは細胞膜を通過し、細胞内の受容体（nuclear receptor superfamily に属す）に結合して作用を発揮するが、一部の作用は、細胞膜を介すると考えられている。受容体は3つの機能領域からなる。N 末端側の転写活性ドメイン、中央部の DNA 結合ドメイン、C 末端側のホルモン結合ドメインである。グルココルチコイド受容体（遺伝子名 *NR3C1*）はグルココルチコイドと結合するが、ミネラルコルチコイド受容体（遺伝子名 *NR3C2*）は、ミネラルコルチコイドとグルココルチコイドの両方に結合する。細胞内に存在する 11β hydroxysteroid dehydrogenase type2（11β HSD2）が cortisol を活性のない cortisone へ代謝することで、cortisol のミネラルコルチコイド作用は抑制されている（prereceptor ligand metabolism）。11β HSD2 は腎臓において高発現しており、cortisol がミネラルコルチコイド様作用を発揮しないようなシステムとなっている。これに対して、11β HSD type1 は、逆反応である cortisone から cortisol への代謝を司る。11β HSD1 は、肝臓、脂肪、筋肉に高発現しており、グルココルチコイドに対する感受性を高めている。血中コルチゾールは肝臓で代謝され、尿中・唾液中に排泄される。

ホルモンと結合した受容体は、熱ショックタンパク質（Hsp90, HSP70）あるいは FKBP などのシャペロンタンパク質と乖離し、核に移行して、通常ホモ 2 量体の形で、標的遺伝子のプロモーター上にある応答配列に結合する。このとき、histone acetyltransferase 活性を有する coactivator タンパク質と複合体を作ることで、クロマチン構造を変化させ、遺伝子を開いた状態にすることが重要とされている。グルココルチコイド受容体は自身が DNA に結合するのみならず、AP-1 などの他の転写因子と結びつくことで、その作用を修飾し、抗炎症作用などを発揮する。また、受容体が palmitoylation を受けて細胞膜に存在し、あるいは、細胞膜に存在する他の分子と相互作用し、いわゆる rapid action を行っているというデータも増えつつある。その際には、細胞内の JNK, src, ERK, PI3K などのシグナルに影響を与える。スプライスバリアントである GRβ は、GR の機能を阻害するが、生理的な意義については確立されていない。

4. 副腎皮質機能異常症

副腎皮質機能の重要な評価項目としては、電解質、血算、血糖、ACTH、コルチゾール、レニン、アルドステロン、DHEAS、尿中遊離コルチゾール（24 時間蓄尿）、血中コルチゾールの日内変動、迅速 ACTH 負荷試験、画像検査（副腎エコー、CT または MRI）がある。

1）副腎機能低下症

障害部位により原発性と中枢性に分類される。副腎皮質の 90％ 以上が破壊されると多様な副腎機能低下症状が出現する。アジソン病では、低血糖、低ナトリウム血症、高カリウム血症、貧血、低コレステロール血症、末梢血好酸球増多などを認める[1]。内分泌学的検査では、血中 ACTH 高値、コルチゾール低値、レニン高値、アルドステロン低値、DHEAS 低値を認める。

原因として、特発性、感染症、出血、自己免疫疾患、遺伝性などがある。遺伝性の副腎機能低下症としては、DAX1 異常症、SF1 異常症の他、副腎白質ジストロフィー（ALD：Adrenoleukodystrophy）がある。ALD は、極長鎖脂肪酸の蓄積、中枢神経系の進行性脱髄による神経症状および副腎皮質機能低下症を特徴とする。

2) 副腎皮質過形成症

コルチゾールの合成酵素に異常があり、副腎皮質の過形成を呈する疾患の総称で、21水酸化酵素欠損症が代表である。本症は15,000〜20,000人に1人と比較的多く、重症型も多いので、新生児マススクリーニングの対象疾患となっている。この他、17α水酸化酵素欠損症、11β1水酸化酵素欠損症、3β水酸化ステロイド脱水素酵素欠損症などがある。特殊な病型としてはP450オキシドレダクターゼ（POR）欠損症がある。PORはマイクロゾーム分画のすべてのチトクロムP450に電子伝達を行う酵素であるので、その異常は副腎機能不全および外性器異常、骨症状をともなう。また、StARの異常により、先天性リポイド副腎過形成となる。本症は、ミトコンドリア内膜へのコレステロール取り込み障害がみられるので、最も広範囲なステロイドホルモン欠損症となる。

3) クッシング症候群

副腎性にコルチゾールの過剰産生が持続する病態で、ACTH過剰による下垂体性の場合のクッシング病とともに、グルココルチコイド過剰状態の症状を呈する。肥満、成長障害（小児）、月経不順、多毛、皮膚線条、高血圧、易疲労感、精神症状、筋力低下、骨密度低下、耐糖能異常などを呈する。原因として、副腎腺腫、副腎過形成、副腎癌、PPNAD（primary pigmented nodular adrenocortical disease）、MMAH（massive macronodular adrenal hyperplasia）などがある。

5. 副腎皮質ステロイド薬の薬理作用

副腎皮質ステロイドは、強力な抗炎症作用を有し、臨床的に薬剤として使用されて60年以上の歴史をもつ。一方、その副作用はきわめて多彩で、かつ重篤な場合があり、ステロイド剤の使用に対して、批判的な意見も多い。副腎不全や手術などのストレス時のいわゆるステロイドカバーとして使用される場合は、生理作用が目的となる。この場合は、健常人の副腎から1日あたり分泌されるコルチゾール相当量からやや多め（一般に成人で20 mg/日、抗ストレス作用を期待する時にはこの数倍量を使用）を投与することが基本となる。ステロイド離脱症候群を引き起こさないためにも、長期服薬時には、服薬を自己中断しないようにという指導が大事である。関節リウマチ、ネフローゼ症候群、気管支喘息、アトピー性皮膚炎など、薬理作用を期待して使用する場合には、適応疾患の最新ガイドラインを遵守して、ステロイド剤を使いすぎないようにすることが肝要である。合成ステロイドホルモンには力価があり、換算表は、使用量を決定するのに役立つ（表1）。表2にステロイド薬の適応疾患を記載するが、すべてのステロイド薬に共通ではないことには注意が必要である。

天然型のステロイドホルモンは、ミネラルコルチコイド作用を有し、半減期も短いので、薬理効果を期待する時は、ミネラルコルチコイド作用（Na、水分貯留作用）を減じた合成ステロイドを使用する。この時の力価は、換算量に反映される（表1）。また、作用時間の長さ、投与経路の考慮も必要である。さらに、合成ステロイド剤使用中にはコルチゾールの測定に種々の程度に干渉するので、一般的には行わない。

臨床的には抗炎症作用を期待してステロイドホルモン剤を使用することが多い。抗炎症作用のメカニズムは種々あり、炎症性サイトカインの分泌を阻害する。免疫抑制作用は、細胞性免

表1　ステロイドの薬理作用の比較

薬品名	商品名	抗炎症作用	HPA系抑制作用	塩類貯留	血中半減期	生物活性半減期
コルチゾール（ヒドロコルチゾン）	コートリル ソルコーテフ サクシゾン ハイドロコートン	1	1	1	70 min	8-12 h
プレドニゾロン	プレドニン プレドニゾロン	3	4	0.75	150 min	12-36 h
メチルプレドニゾロン	メドロール ソルメドロール	5	4	0.5	150 min	12-36 h
トリアムシノロン	レダコート ケナコルト	5	4	0	200 min	24-48 h
ベタメタゾン	リンデロン	25-30		0	200 min	36-54 h
デキサメタゾン	デカドロン	26	17	0	200 min	36-54 h

代表的なステロイド薬の作用の比較。このような記載はいろいろとあるが、元のデータをきっちり示した文献はほとんどない。
この表は、主として文献8によった。経口と注射等の投与ルートによる作用の違いもあることに留意。商品名は代表的なもの。

疫抑制作用が強い。副腎皮質ステロイドはT細胞のアポトーシスを亢進させ、T細胞を活性化する細胞内のシグナルに関し抑制し、免疫応答を低下させる。好中球に対し、骨髄からの動員を高めるが、血管外への侵入を阻害し、結果的に血中の好中球数が増加するが、好中球機能は低下する。マクロファージに対しては、アポトーシスを抑制し、IL-1β, TNFαなどの炎症性サイトカインの分泌を抑制する。細胞増殖抑制作用があり、悪性リンパ腫などの血液系悪性疾患の治療薬として使用される。この他、抗アレルギー作用、中枢神経作用などを有する。脳浮腫にも使用される。

骨に対する作用としては、大まかに言えば、骨形成を抑制し、骨吸収を高めることであるが、その機序は多岐にわたる。オステオカルシン遺伝子に直接作用し、転写を抑制する。骨芽細胞分化を抑制し、アポトーシスを亢進させる。副腎皮質ステロイドは、Aktのリン酸下を抑制し、FoxOの転写活性を高め、その結果、wnt/βcateninシグナルを抑制することで骨芽細胞の分化を抑制する。また、Dkk-1の発現を亢進させて、同様にwnt/βcateninシグナルを抑制する。破骨細胞分化は促進しないが、破骨細胞寿命を延ばし、全体的な骨吸収活性を高める。骨細胞に対してもアポトーシスを亢進させる。このことにより、メカニカルストレスの感知が障害され、骨形成が低下する。骨に対する作用の詳細については他項を参照されたい。

6. 副腎皮質ステロイド薬の副作用

上記の薬理作用が副作用の原因ともなる。また、投与量および投与後の時間経過が副作用の出現に関係する。副腎皮質ステロイドの副作用の合併率は高く、重篤な場合もあるので、副作用に関するモニターを怠ってはいけない。大量投与の場合は、数時間から、高血糖、不整脈などの急性の副作用が出現する。中等量以上の場合は、数日後から、高血圧、不整脈、高血糖、精神障害、浮腫などが現れる。また、1〜2ヶ月継続して投与されると、感染症（細菌）、無菌性骨壊死、骨粗鬆症、満月様顔貌、高脂血症、精神障害、緑内障、ステロイド筋症、消化性潰瘍、

表2 ステロイド薬の適応疾患

A. 内分泌疾患
1. 慢性副腎皮質機能不全　2. 急性副腎皮質機能不全　3. 副腎性器症候群　4. 亜急性甲状腺炎
5. 甲状腺疾患にともなう悪性眼球突出症　6. ACTH単独欠損症　7. 下垂体抑制試験

B. リウマチ性疾患
1. 関節リウマチ　2. 若年性関節リウマチ　3. リウマチ熱　4. リウマチ性多発筋痛

C. 膠原病
1. エリテマトーデス　2. 全身性血管炎　3. 多発性筋炎　4. 強皮炎

D. 腎
1. ネフローゼ・ネフローゼ症候群

E. 心
1. うっ血性心不全

F. アレルギー性疾患
1. 気管支喘息　2. 喘息性気管支炎　3. 喘息発作重積状態　4. 薬剤その他の化学物質によるアレルギー・中毒
5. 血清病　6. アナフィラキシーショック

G. 重症感染症

H. 血液疾患
1. 溶血性貧血　2. 白血病　3. 髄膜白血病　4. 顆粒球減少症　5. 紫斑病　6. 再生不良性貧血
7. 凝固因子の障害による出血性素因

I. 消化器
1. 局限性腸炎、潰瘍性大腸炎　2. 抗悪性腫瘍剤投与による消化器症状

J. 重症消耗性疾患の全身状態の改善

K. 肝疾患
1. 劇症肝炎　2. 胆汁うっ滞性急性肝炎　3. 慢性肝炎　4. 肝硬変

L. 肺
1. サルコイドーシス　2. びまん性間質性肺炎

M. 結核性疾患
1. 結核性髄膜炎　2. 結核性胸膜炎　3. 結核性腹膜炎　4. 肺結核　5. 結核性心のう炎

N. 神経疾患
1. 脳脊髄炎　2. 末梢神経炎　3. 筋強直症　4. 重症筋無力症　5. 多発性硬化症　6. 小舞踏病　7. 顔面神経麻痺
8. 脊髄クモ膜炎

O. 悪性腫瘍
1. 悪性リンパ腫・類似疾患　2. 好酸性肉芽腫　3. 乳癌の再発転移　4. 多発性骨髄腫

P. その他
1. 特発性低血糖症　2. 急循環不全およびショック様状態における救急　3. 出血性ショックにおける救急
4. 術中・術後のショック　5. 腎臓移植にともなう免疫反応の抑制
6. 受傷後8時間以内の急性脊髄損傷の神経機能障害改善

Q. 産婦人科
1. 卵管閉塞症に対する通水　2. 卵管整形術後の癒着　3. 副腎皮質機能障害による排卵障害
4. 早産が予期される場合における母体投与による胎児肺成熟を介した新生児呼吸窮迫症候群の発症抑制

R. 泌尿器
1. 前立腺癌　2. 陰茎硬結

S. 外科疾患
1. 副腎摘除　2. 臓器・組織移植　3. 侵襲後肺水腫　4. 副腎皮質機能不全患者に対する外科的侵襲
5. 外科的ショックおよび外科的ショック様状態　6. 脳浮腫　7. 輸血による副作用　8. 気管支痙攣　9. 蛇毒・昆虫毒
10. 手術後の腹膜癒着防止

T. 整形外科疾患
1. 強直性脊椎炎　2. 強直性脊椎炎にともなう四肢関節炎　3. 関節周囲炎　4. 腱炎　5. 腱鞘炎　6. 腱周囲炎
7. 滑液包炎　8. 変形性関節炎　9. 外傷後関節炎　10. 非感染症慢性関節炎　11. 通風性関節炎
12. 椎間板ヘルニアおける神経根炎　13. 脊髄浮腫

U. 皮膚疾患
1. 湿疹・皮膚炎群　2. 痒疹群　3. 蕁麻疹　4. 乾癬および類症　5. 類乾癬　6. 掌蹠膿疱症　7. 毛孔性紅色粃糠疹
8. 扁平苔癬　9. 成年性浮腫性硬化症　10. 紅斑症　11. アナフィラクトイド紫斑　12. ウェーバークリスチャン病
13. 粘膜皮膚眼症候群　14. レイノー病　15. 円形脱毛症　16. 天疱瘡群　17. デューリング疱疹状皮膚炎
18. 先天性表皮水疱症　19. 帯状疱疹　20. 紅皮症　21. 早期ケロイドおよびケロイド防止　22. 顔面播種状粟粒性狼瘡
23. アレルギー性血管炎およびその類症　24. 潰瘍性慢性膿皮症　25. 新生児スクレレーマ

V. 眼疾患
1. 内眼・視神経・眼窩・眼筋の炎症性疾患の対症療法
2. 外眼部および前眼部の炎症性疾患の対症療法で点眼が不適当または不十分な場合　3. 眼科領域の術後炎症

W. 耳鼻咽喉科疾患
1. 急性・慢性中耳炎　2. 滲出性中耳炎・耳管狭窄症　3. メニエル病およびメニエル症候群　4. 急性感音性難聴
5. 血管運動（神経）性鼻炎　6. アレルギー性鼻炎　7. 花粉症（枯草熱）　8. 副鼻腔炎・鼻茸　9. 進行性壊疽性鼻炎
10. 喉頭炎・喉頭浮腫　11. 喉頭ポリープ・結節　12. 食道の炎症および食道拡張術後
13. 耳鼻咽喉科領域の手術後の後療法　14. 嗅覚障害　15. 急性・慢性唾液腺炎　16. 難治性口内炎および舌炎
17. 口腔外科領域の手術後の後療法

高血糖などが問題となる。血小板凝集作用による凝固亢進も問題となる。少量でも、3ヶ月以上継続されて投与されると、感染症（ウイルス、結核）、満月様顔貌、二次性副腎不全、骨粗鬆症、高脂血症・動脈硬化、白内障・緑内障、ステロイド筋症、消化性潰瘍、高血糖などのリスクが増大する。小児の副作用としては、成長障害が問題で、少量の投与でも起こりうる。身長・体重の経時的評価を行う。

おわりに

副腎皮質ステロイド製剤は、各種の疾患で広く使われている。骨粗鬆症をはじめ、副作用も多彩なので、その作用、副作用を念頭において使用する必要がある。

文　献

1) Grossman A, Johannsson G, Quinkler M, et al. Therapy of endocrine disease: Perspectives on the management of adrenal insufficiency: clinical insights from across Europe. Eur J Endocrinol 169: R165-R175, 2013
2) Schlossmacher G, Stevens A, White A. Glucocorticoid receptor-mediated apoptosis: mechanisms of resistance in cancer cells. J Endocrinol 211: 17-25, 2011
3) Weinstein RS. Glucocorticoid-induced osteoporosis and osteonecrosis. Endocrinol Metab Clin North Am 41: 595-611, 2012
4) Busillo JM, Cidlowski JA. The five Rs of glucocorticoid action during inflammation: ready, reinforce, repress, resolve, and restore. Trends Endocrinol Metab 24: 109-19, 2013
5) Arnason BG, Berkovich R, Catania A, et al. Mechanisms of action of adrenocorticotropic hormone and other melanocortins relevant to the clinical management of patients with multiple sclerosis. Mult Scler 19: 130-6, 2013
6) 藤枝憲二. 小児内分泌学. 診断と治療社: 333-75, 2009
7) 佐藤文三. ステロイド薬の選び方と使い方. 南江堂: 1-24, 2002
8) Larsen PR, Kronenberg HM, Melmed S, Polonsky KS. Williams Textbook of Endocrinology/ Edition 10. Philadelphia, Saunders: 507, 2002
9) 曽根正勝. 最新内分泌代謝学. 診断と治療社: 346-9, 2013

第3章 2004年度版ガイドラインの概要

はじめに

　ステロイド性骨粗鬆症への対応の重要性が認識されたのは1996年の米国リウマチ学会の調査が契機となった。全米の骨粗鬆症患者2000万人のうち、20％（400万人）がステロイドによるものであり、ステロイド長期投与患者の25％が骨折するという惨状が明らかになったからである。このような背景のもと、欧米では1996年より管理ガイドラインが発表され、2002年までにその改訂もなされた。わが国では日本骨代謝学会の「ステロイド性骨粗鬆症診断基準検討小委員会」（以下、検討小委員会）において、2004年度にわが国初の「ステロイド性骨粗鬆症の管理と治療ガイドライン」（図1）が策定された[1]。本章では2004年度版ガイドラインの概要と策定の根拠となった基準について解説する。

1. 対象

　本ガイドラインでは対象を18歳以上の男女とした。小児例や静注ステロイドなどについてはエビデンスがないため対象外とされ、エビデンスのある経口ステロイド服用者のみを対象とした。投与期間についてはわが国でのエビデンスはないが、当時の諸外国のガイドラインは3ヶ月以上投与される場合を治療の対象としていたことや、海外のメタ解析にて経口ステロイド使用開始後3〜6ヶ月で新規椎体骨折発生率は最大となり以後プラトーとなるとの報告[2]より、ステロイド投与と同時ないし投与極初期の治療が重要であると考えて、3ヶ月以上投与予定例が対象とされた。

2. 治療開始の基準

　本ガイドラインは、骨折リスクの重みの高い順に3つの基準で薬物療法の開始基準を規定した。

①既存脆弱性骨折

　2年間の縦断研究の解析結果[3]にて、脆弱性骨折の存在が新規骨折の最大のリスクであることが明らかにされ、検討小委員会で集積された症例の縦断解析でもそのことが確認された。よって、既存脆弱性骨折と治療中新規骨折発生が第一の治療開始基準とされた。

②骨密度

　骨折がない場合、骨密度を測定し、YAM（若年成人平均値）の80％未満の場合、治療を開始する。検討小委員会で集積された症例の解析により、骨折例と非骨折例を分離できる値（カットオフ値）は$0.766\,\text{g/cm}^2$（% YAMで76.8％）であった。縦断解析でも類似の値が得られたことより、骨密度が% YAMで80％未満を第二の治療開始基準とされた。原発性骨粗鬆症のカットオフ値（診断基準）の70％に比し、10％高い値が採用された。ステロイド性骨粗鬆症では原発性骨粗鬆症に比べ高い骨密度で骨折することを示しており、ステロイドが骨密

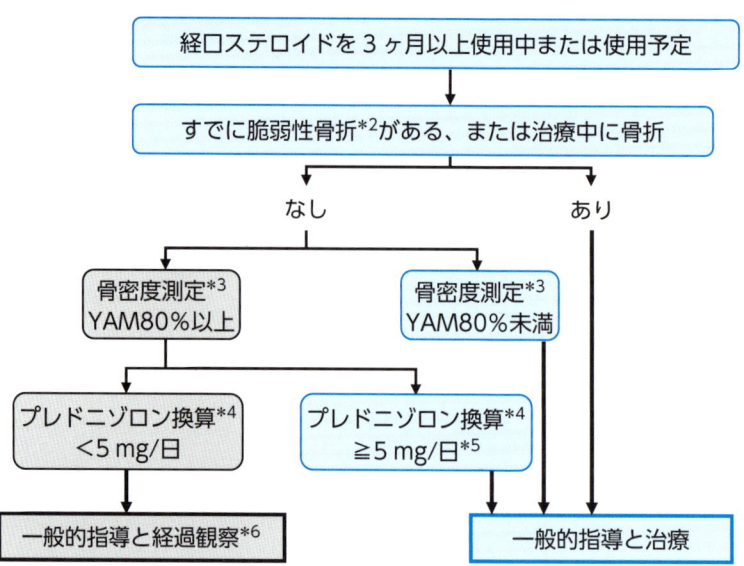

* 1　本ガイドラインは 18 歳以上を対象とする。
* 2　脆弱性骨折の定義は原発性骨粗鬆症と同一である。
* 3　骨密度測定は原発性骨粗鬆症（2000 年度改訂版）に準ずる。
* 4　1 日平均投与量
* 5　1 日 10 mg 以上の使用例では骨密度値が高くても骨折の危険性がある（骨折閾値％ YAM90）。
* 6　高齢者では骨折の危険性が高くなる。

図 1　ステロイド性骨粗鬆症の管理と治療ガイドライン[*1]（2004 年度版）[1]

度を低下させると同時に骨質に影響して骨強度を低下させるためと考えられる。

③ステロイドの投与量

　骨折がなく、骨密度も YAM の 80％以上の場合、1 日の平均ステロイド使用量がプレドニゾロン換算で 5 mg 以上の場合、薬物療法に入ることとした。ステロイド投与量については、わが国にエビデンスがないため、海外のものが参考にされた。海外のメタ解析において骨折率はステロイドの用量依存的に上昇し、5 mg/日以上が骨折リスク増大の閾値と報告された[2]。また当時発表された海外のガイドラインでステロイド使用量を示しているものでは 5 mg/日以上となっていた。そこで、プレドニゾロン換算で 5 mg/日以上が第三の治療開始基準とされた。骨折リスクはステロイド使用量が増えれば当然高くなり、10 mg/日以上では骨密度のカットオフ値が YAM 90％であること、また高齢者では骨折リスクが高くなることもガイドラインで注釈として指摘された。

3. 治療方針

①一般的指導

　ステロイド性骨粗鬆症においても原発性骨粗鬆症と同様に、生活指導、栄養指導、運動療法が必要であり、原発性骨粗鬆症に準じて指導することとした。

②経過観察

　脆弱性骨折もなく、骨密度も YAM 80％以上、ステロイド使用量も 5 mg/日未満の場合は経過観察となるが、ステロイド投与例は非投与例に比べて骨折リスクは高いため、6ヶ月から1年ごとの骨密度測定と胸腰椎 X 線撮影による経過観察が必要であるとした。

③薬物療法

　ビスホスホネート製剤は海外や国内の prospective randomized controlled trial（RCT）による臨床試験において、ステロイド性骨粗鬆症による骨折を有意に抑制するエビデンスが報告されており、第一選択薬として推奨された。活性型ビタミン D_3 はメタ解析でビスホスホネートには劣るが骨折予防効果があることが報告されており、ビタミン K_2 は国内での縦断研究の解析から骨折予防効果が示された[3]ことから第二選択薬として推奨された。

おわりに

　2004 年度版ガイドラインは図 1 に示すように、脆弱性骨折、骨密度、ステロイド投与量の 3 つの基準で治療開始を決定する簡潔なわかりやすいガイドラインとなったが、作成当時に今後の検討課題として盛り込まれなかった基準が年齢とステロイド投与量の差によるリスクの差であった。海外のメタ解析の結果では特に 20 mg/日以上になると急激に骨折率が上昇することが示された[2]。また、20～40 歳代で高用量のステロイドを投与したとき、数ヶ月後に骨折が発症してくるが、高齢者に同量のステロイドを投与すると、数日で骨折が発症することが報告されている。また、若年者では、ステロイドを中止すると、骨密度が回復するが、高齢者では回復しにくいことも経験される。2004 年度版の策定後に PTH 製剤、抗 RANKL 抗体製剤等の新規の骨粗鬆症治療薬が登場し、PTH 製剤がステロイド性骨粗鬆症に有効であることが海外から報告された[4,5]。このように 2004 年度版の改訂が必須の状況となっていたが、2014 改訂版ガイドラインでは上記のことも十分検討された内容となっている。

文　献

1) Nawata H, Soen S, Takayanagi R, et al. Guidelines on the management and treatment of glucocorticoid-induced osteoporosis of the Japanese Society for Bone and Mineral Research（2004）. J Bone Miner Metab 23: 105-9, 2005
2) van Staa TP, Leukens HGM, Cooper C. The epidemiology of corticosteroid-induced osteoporosis: a meta-analysis. Osteoporosis Int 13: 777-87, 2002
3) 田中郁子，大島久二．ステロイド性骨粗鬆症の診断と治療に関する縦断研究：診断・治療指針への予備的検討．Osteoporosis Jpn 11: 11-4, 2003
4) Saag KG, Shane E, Boonen S, et al. Teriparatide or Alendronate in Glucocorticoid-induced Osteoporosis. N Engl J Med 357: 2028-39, 2007

5) Saag KG, Zanchetta JR, Devogelaer JP, et al. Effects of teriparatide versus alendronate for treating glucocorticoid-induced osteoporosis: thirty-six-month results of a randomized, double-blind, controlled trial. Arthritis Rheum 60: 3346-55, 2009

第4章　管理と治療ガイドラインの作成手順および治療介入基準

はじめに

　ステロイド性骨粗鬆症の管理において、最大の目標は骨折を防ぐことである。したがって、ステロイド開始時あるいは開始後早期に、骨折リスクの高い症例を同定して、治療介入を行うことが重要である。

　2007年、世界保健期間（WHO）から骨密度と臨床危険因子（年齢、性、身長/体重、骨折歴、家族歴、喫煙/飲酒など）から個人の10年間の骨折絶対リスクを評価する骨折リスク評価ツール（FRAX®）が発表され[1]ステロイド治療は臨床的危険因子の1つに含まれた。その後、海外ではステロイド性骨粗鬆症の骨折リスク評価にもFRAX®を導入する傾向が強まり、アメリカリウマチ学会（ACR）はFRAX®を骨折リスク評価に取り入れたステロイド性骨粗鬆症の予防と治療に関する2010年度版勧告を発表した[2]。さらに、2012年にInternational Osteoporosis Foundation（IOF）とEuropean Calcified Tissue Society（ECTS）の合同作業部会がまとめたステロイド性骨粗鬆症の管理ガイドラインの立案に関する基本骨格では[3]、ステロイド投与量によって、FRAX®による骨折発生リスクに係数をかけた補正値を導入することを提案した。

　日本骨代謝学会のステロイド性骨粗鬆症の管理と治療ガイドライン改訂委員会は、薬物治療の介入基準となる骨折リスク評価方法として、FRAX®を導入するかを議論したが、以下の理由で採用しないことを決めた。（1）閉経前女性や40歳未満の男性は対象外である、（2）副腎皮質ステロイド投与量や投与期間に対応していない、（3）FRAX®の計算には副腎皮質ステロイド療法の既往も含まれる、（4）FRAX®は主な非椎体骨折と臨床椎体骨折の予測に有用であるが、ステロイド性骨粗鬆症では形態椎体骨折も重要である。

　改訂委員会では、ステロイド性骨粗鬆症の管理と治療ガイドラインの遵守率が低く、わが国では20％台と報告されていることから[4]、改訂に当たり、利用しやすいガイドラインの作成を目指すことで一致した。ガイドラインの遵守率が低い理由に関しては、ステロイド性骨粗鬆症の管理に関する認識が医師、患者ともに、高くないことに加え、骨密度測定が困難であることなどシステム上の問題も指摘されている[5]。ステロイド治療を要する基礎疾患はリウマチ・膠原病に加え、呼吸器疾患、消化器・肝疾患、腎疾患から皮膚疾患に至るまで多分野にわたり、ステロイドを処方している医師は骨粗鬆症の専門医ではない。また、骨密度測定装置はすべての医療機関に備えられているわけではない。日常診療の中で、骨粗鬆症の非専門医でもまた骨密度測定を行わなくてもある程度の骨折リスクが評価でき、薬物治療介入のタイミングを判断できるガイドラインを作成することとした[6]。

　そこで、ステロイド性骨粗鬆症に関する国内の複数コホートを解析し、わが国独自の骨折危険因子を抽出した。各危険因子をカテゴリー化し、それぞれに重み付けをしてスコア化し、骨折リスクのスコアの総計を用いて個人の骨折リスクを総合的に評価することにより、薬物治療開始の基準値を定めた。

1. ガイドラインの作成手順

　2014年改訂版ステロイド性骨粗鬆症の管理と治療ガイドラインにおいては、リスク評価の考え方を取り入れ、骨折リスクをスコアで評価している。ガイドラインは、スコア作成（Phase 1）、スコアの妥当性の評価（Phase 2）、薬物療法開始のカットオフ値の決定（Phase 3）、推奨薬剤の決定（Phase 4）の手順で行われた（図1）。

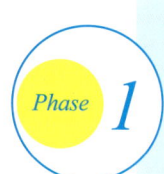

ステロイド性骨粗鬆症症例の3国内コホート（903症例）の解析
↓
骨折を予測する要因の解析
Cox比例ハザード回帰分析（連続変数・カテゴリー別）
↓
骨折予測因子の重み付け（パラメータ推計値を整数化してスコア化）
↓
骨折・非骨折例を効率良く判別できるスコアの解析（ROC解析）

高用量ステロイド投与時の1次予防に関する
国内2臨床試験症例（143症例）でのスコアの検証
↓
骨折・非骨折例を効率良く判別できるスコアの解析（ROC解析）

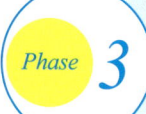

Phase 1，phase 2の結果をまとめ、国内外のデータや臨床的な見地から
薬物療法開始の目安となる最善のカットオフスコアを決定

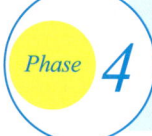

国内外の無作為比較臨床試験やそのメタ解析データから、
骨密度低下と椎体骨折の予防に対する有益な効果を総合的に判断し、推奨薬剤を決定

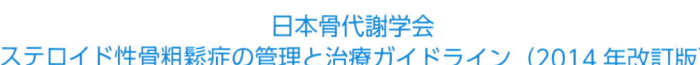

日本骨代謝学会
ステロイド性骨粗鬆症の管理と治療ガイドライン（2014年改訂版）

図1　ステロイド性骨粗鬆症の管理と治療のガイドライン改訂手順[6]

1）対　象（骨折危険因子解析に用いた国内コホート）

　調査を依頼したコホートは、ステロイド性骨粗鬆症の一次予防および二次予防に関する多施設ランダム化比較試験：GOJAS試験（コホートE, A）、国立病院機構相模原病院縦断コホート研究：コホートB、藤田保健衛生大学縦断コホート研究：コホートC、一次予防に関する産業医科大学ランダム化比較試験：コホートDの5つである。

　調査項目は研究開始年月日、年齢、性別、閉経の有無、基礎疾患、研究開始時副腎皮質ステロイド投与量（プレドニゾロン換算）、研究開始時までの副腎皮質ステロイド投与期間、ステロイドパルス療法の有無、骨粗鬆症治療薬、研究開始時腰椎骨密度（％YAM）、既存椎体骨折の有無、追跡期間中の新規椎体骨折の有無で、追跡調査期間は2〜4年である。

　その結果、国内5コホートより、1047例のデータが集積された（表1）。

　5つの国内コホートのうち、コホートA、BとCを1つの患者集団としてカットオフスコア作成のために解析した。作成したカットオフスコアを検証するためにコホートDとEの患者集団を解析した。前者の平均年齢は50歳代後半で、閉経女性の比率が多かった。基礎疾患は関節リウマチ（RA）が多く、全症例の約2/3を占めた。副腎皮質ステロイド投与量はプレドニゾロン換算5 mg/日未満の症例が約30％、5〜7.5 mg/日の症例が約40％、7.5 mg以上の症例は約30％で、高用量投与例は少なかった。7.5 mg/日未満の症例が多かった（表2）。一方、後者の平均年齢は約10歳若く、閉経女性の比率は50％以下であり、そのため骨密度は高かった。また、基礎疾患は、全身性膠原病が多く、RAは少なく、副腎皮質ステロイド投与量はほとんどの症例がプレドニゾロン換算7.5 mg/日以上の高用量であった（表3）。

表1　解析症例の背景

	スコア作成に使用した症例 (N=903 [117][*1])			スコア検証に使用した症例 (N=144 [1])	
	Cohort A	Cohort B	Cohort C	Cohort D	Cohort E
対象症例数（男）	108(18)	617(64)	178(35)	108(1)	36(0)
年齢（歳）	54.4±14.6	59.7±11.1	50.1±14.9	48.1±15.6	49.3±15.9
ステロイド量（mg/日）[*2]	11.5±13.6	5.7±4.6	11.1±13.6	45.7±13.4	41.7±26.4
ステロイド投与期間（年）	7.9±8.8	4.8±6.1	－	0	0.07±0.19
骨密度（％YAM）	88.2±16.9	80.0±15.6	78.7	95.9±15.6	91.4±16.5
既存椎体骨折	17(15.7%)	146(23.7%)	48(27.0%)	6(6.0%)	4(11.1%)
新規椎体骨折	8(7.4%)	96(15.6%)	52(29.2%)	10(11.4%)	6(16.7%)
疾　患					
関節リウマチ	28(25.9%)	504(81.7%)	83(46.6%)	1(0.9%)	5(13.9%)
SLE	39(36.1%)	42(6.8%)	44(24.7%)	38(35.2%)	13(36.1%)
PM/DM	14(13.0%)	15(2.4%)	13(7.3%)	31(28.7%)	7(19.4%)
血管炎	4(3.7%)	4(0.7%)	0	13(12.0%)	4(11.1%)
PMR	2(1.9%)	12(1.9%)	1(0.6%)	0	1(2.9%)
その他	26(24.1%)	86(13.9%)	37(20.8%)	31(28.7%)	8(22.2%)

SLE：全身性エリテマトーデス、PM/DM：多発性筋炎／皮膚筋炎、PMR：リウマチ性多発筋痛症
＊1　症例数［　］内は男性症例数
＊2　ステロイド投与量はプレドニゾロン換算値を示す。パルス療法を行っている症例については、パルス終了後の一般的後療法のステロイド投与量（プレドニゾロン1 mg/体重1 kg）として、50 mg/日を便宜上計算に用いた。

表2 スコア作成使用した症例の背景（男女別）

	男性	女性
症例数	117	786
年齢（歳）	59.8±13.3(17-83)	56.8±12.8(18-92)
閉経後（%）	—	81.7%
ステロイド量（mg/日）*	10.4±13.4(0-80)	7.0±7.9(0-60)
5 未満	26(22.2%)	237(30.2%)
5 以上 7.5 未満	42(35.9%)	331(42.1%)
7.5 以上	49(41.9%)	218(27.7%)
パルス療法あり	6(5.1%)	14(1.8%)
骨密度（% YAM）	87.6±16.8	79.7±15.6
既存椎体骨折	23(19.7%)	188(23.9%)
新規椎体骨折	27(23.1%)	129(16.4%)
基礎疾患		
関節リウマチ（RA）	66(56.4%)	510(64.9%)
全身性エリテマトーデス（SLE）	10(8.5%)	106(13.5%)
多発性筋炎/皮膚筋炎（PM/DM）	13(11.1%)	24(3.1%)
血管炎	4(3.4%)	4(0.5%)
リウマチ性多発筋痛諸症（PMR）	1(0.9%)	14(1.8%)
その他	21(17.9%)	80(10.2%)
重複　RA＋PM/DM	0	1
RA＋その他	1	36
SLE＋PM/DM	0	1
SLE＋その他	0	8
PM/DM＋その他	0	2
RA＋PM/DM＋その他	1	1
治療薬		
なし	52(44.4%)	241(30.7%)
アミノビスホスホネート	29(24.8%)	199(25.3%)
非アミノビスホスホネート	16(13.7%)	150(19.1%)
SERM	0	6(0.8%)
活性型ビタミンD	16(13.7%)	173(22.0%)
ビタミンK2	4(3.4%)	16(2.0%)
その他	0	1(0.13%)

RA：関節リウマチ、SLE：全身性エリテマトーデス、PM/DM：多発性筋炎/皮膚筋炎、
PMR：リウマチ性多発筋痛症
＊ステロイド投与量はプレドニゾロン換算値を示す。パルス療法を行っている症例については、パルス終了後の一般的後療法のステロイド投与量（プレドニゾロン 1 mg/体重 1 kg）として、50 mg/日を便宜上計算に用いた。

2）骨折を予測する因子の抽出

　903 例の臨床データを、Cox 比例ハザードモデルを用いた回帰分析で解析すると、骨折危険因子として、表4のとおり、年齢、副腎皮質ステロイド投与量、腰椎骨密度、既存椎体骨折（以下、既存骨折とする）の4因子が抽出された。年齢が1歳増加すると、椎体骨折リスク（以下、骨折リスクとする）は 2.4% 高くなり、副腎皮質ステロイド投与量がプレドニゾロン換算で 1 mg/日増加すると、3.8% 高くなることがわかった。また、既存骨折がある場合は、骨折リスクは 3.4 倍高くなるが、骨密度は、1% 増加すると骨折リスクは 2.1% 減少する。一方、ビスホスホネート治療は骨折リスクを 52.8% 低下させた。

表3 スコア検証に使用した症例の背景

	男性	女性
症例数	1	143
年齢（歳）	57.0	48.3±15.7(18-84)
閉経後（％）	—	49.0%
ステロイド量（mg/日）＊	40	44.7±17.7 (0-160)
5未満	0	0
5以上7.5未満	0	1（0.7%）
7.5以上	1	137(99.3%)
パルス療法あり	0	6（4.1%）
骨密度（％YAM）	86.8	94.8±15.9
既存椎体骨折	0	10（7.0%）
新規椎体骨折	0	16(11.2%)
基礎疾患		
関節リウマチ（RA）	0	4（2.8%）
全身性エリテマトーデス（SLE）	0	48(33.6%)
多発性筋炎/皮膚筋炎（PM/DM）	1	36(25.2%)
血管炎	0	17(11.9%)
リウマチ性多発筋痛諸症（PMR）	0	1（0.7%）
その他	0	31(21.7%)
重複　RA＋SLE	0	2
SLE＋PM/DM	0	1
治療薬		
なし	0	1（0.7%）
アミノビスホスホネート	0	50(35.7%)
非アミノビスホスホネート	0	34(24.3%)
SERM	0	0
活性型ビタミンD	1	54(38.6%)
ビタミンK2	0	0
その他	0	1（0.7%）

RA：関節リウマチ、SLE：全身性エリテマトーデス、PM/DM：多発性筋炎／皮膚筋炎、PMR：リウマチ性多発筋痛症
＊ステロイド投与量はプレドニゾロン換算値を示す。パルス療法を行っている症例については、パルス終了後の一般的後療法のステロイド投与量（プレドニゾロン1 mg/体重1 kg）として、50 mg/日を便宜上計算に用いた。

表4 骨折を予測する因子の抽出

		ハザード比	95％信頼区間	p値
年齢	1歳増加	1.024	1.008-1.040	0.025
ステロイド量＊	1 mg/日増加	1.038	1.024-1.051	<0.0001
骨密度（％YAM）	1％増加	0.979	0.968-0.991	0.006
既存椎体骨折	あり	3.412	2.409-4.832	<0.0001
BP治療	あり	0.472	0.302-0.738	0.001

BP：ビスホスホネート
＊プレドニゾロン換算

3）骨折を予測する因子のカテゴリー化

　骨折を予測する因子を連続変数からカテゴリー化し、各危険因子のハザード比を求めた（表5）。年齢については、50歳未満をリファレンスとすると、50歳以上65歳未満の症例の骨折リスクは50歳未満に比べて1.4倍、65歳以上の症例では2.1倍となった。同様に、副腎皮質ステロイド投与量はプレドニゾロン換算5mg未満をリファレンスに、骨密度（％YAM）は80％以上をレファレンスとして求めたハザード比を表5に示す。また、既存骨折のある症例はない症例に比べて骨折リスクは3.5倍に増加するが、ビスホスホネート治療がある場合は、ない場合に比べて骨折リスクは0.5に減少した。

表5　骨折を予測する因子のカテゴリー化

		比較群	ハザード比	95％信頼区間	p値
年齢（歳）	50以上65未満 65以上	50歳未満	1.446 2.108	0.86-2.427 1.214-3.660	0.16 0.08
ステロイド量 (mg/日)＊	5以上7.5未満 7.5以上	5未満	1.149 2.166	0.754-1.756 1.405-3.338	0.5186 0.0005
骨密度 (％YAM)	70以上80未満 70未満	80以上	1.373 1.863	0.896-2.104 1.244-2.790	0.1452 0.0025
既存椎体骨折	あり	なし	3.485	2.457-4.943	<0.0001
BP治療	あり	なし	0.481	0.307-0.753	0.061

BP：ビスホスホネート
＊プレドニゾロン換算

4）骨折予測因子のスコア化

　骨折予測因子をカテゴリー化してハザード比を求めた時のパラメータ推定値を基にして、骨折予測因子ごとにスコア付けを行った。具体的には、パラメータ推定値を10倍して、切り上げ整数化し、スコア法に適した10未満の整数に置き換えるために、0.5を掛けた。その結果、表6のとおり、各骨折予測因子についてカテゴリー別にしたスコア表を作成し、骨折／非骨折例を最も効率よく判別できるスコアの解析に用いた。

5）骨折／非骨折例を最も効率よく判別できるカットオフスコアの検討

　薬物量開始の基準となるスコアを検討する目的で、表4の骨折予測因子のスコアを用いて、903例のデータから、骨折／非骨折例を最も効率よく判別できるスコアをROC解析で求めた。骨折／非骨折例を最も効率的に判別できるスコアカットオフ値は6であり、感度＝0.712、1－特異度＝0.332、感度－（1－特異度）＝0.380、真陽性＝71.2％、真陰性＝66.8％、偽陽性＝33.1％、偽陰性＝28.8％であった。解析精度を表すAUCは0.741であった（表7、図2）。

表6 骨折予測因子のスコア化

		パラメータ推定値	仮スコア[*2]	最終スコア[*3]
年齢	50歳未満 50歳以上65歳未満 65歳以上	 0.36890 0.74589	 4 8	0 2 4
ステロイド量[*1]	5 mg未満 5 mg以上7.5 mg未満 7.5 mg以上	 0.13867 0.77294	 2 8	0 1 4
骨密度 (% YAM)	80以上 70以上80未満 70未満	 0.31724 0.62218	 4 7	0 2 4
既存椎体骨折	なし あり	 1.24846	 13	0 7
BP治療	なし あり	 −0.73190	 −8	0 −4

BP：ビスホスホネート
*1　プレドニゾロン換算
*2　パラメータ推定値を10倍して切り上げた
*3　10未満に整数化するために仮スコアに0.5を掛けた

表7 薬物量開始の基準となるスコアの検討 ―ROC解析―

X	有意確率	1−特異度	感度	感度−(1−特異度)	真陽性	真陰性	偽陽性	偽陰性
19.0000	0.701	0.001	0.026	0.024	4	746	1	152
17.0000	0.615	0.004	0.058	0.054	9	744	3	147
16.0000	0.569	0.012	0.109	0.097	17	738	9	139
15.0000	0.521	0.019	0.147	0.129	23	733	14	133
14.0000	0.474	0.031	0.192	0.162	30	724	23	126
13.0000	0.426	0.058	0.244	0.186	38	704	43	118
12.0000	0.380	0.076	0.301	0.225	47	690	57	109
11.0000	0.336	0.100	0.397	0.297	62	672	75	94
10.0000	0.295	0.141	0.462	0.321	72	642	105	84
9.0000	0.256	0.166	0.500	0.334	78	623	124	78
8.0000	0.222	0.220	0.590	0.370	92	583	164	64
7.0000	0.190	0.258	0.603	0.344	94	554	193	62
6.0000	0.162	0.332	0.712	0.380	111	499	248	45
5.0000	0.138	0.396	0.744	0.347	116	451	296	40
4.0000	0.117	0.542	0.821	0.278	128	342	405	28
3.0000	0.098	0.639	0.878	0.240	137	270	477	19
2.0000	0.083	0.724	0.942	0.218	147	206	541	9
1.0000	0.069	0.807	0.962	0.154	150	144	603	6
0.0000	0.058	0.908	0.974	0.067	152	69	678	4
−1.0000	0.048	0.948	0.987	0.039	154	39	708	2
−2.0000	0.040	0.975	0.994	0.019	155	19	728	1
−3.0000	0.033	0.988	1.000	0.012	156	9	738	0
−4.0000	0.028	1.000	1.000	0.000	156	0	747	0

6）ステロイド性骨粗鬆症一次予防コホート集団を用いたカットオフスコアの検証

903例の臨床データの解析で得られたカットオフスコアを、異なる背景をもつステロイド性骨粗鬆症一次予防コホート集団で検証した。コホートDとEを合わせた144例のデータから、骨折/非骨折例を最も効率よく判別できるスコアをROC解析で求めると、表8、図2に示すように、カットオフ値はスコア6であり解析結果は一致した。感度＝0.600、1－特異度＝0.227、感度－（1－特異度）＝0.373、真陽性＝60.0％、真陰性＝77.3％、偽陽性＝22.7％、偽陰性＝40.0％であり、AUCは0.753であった。

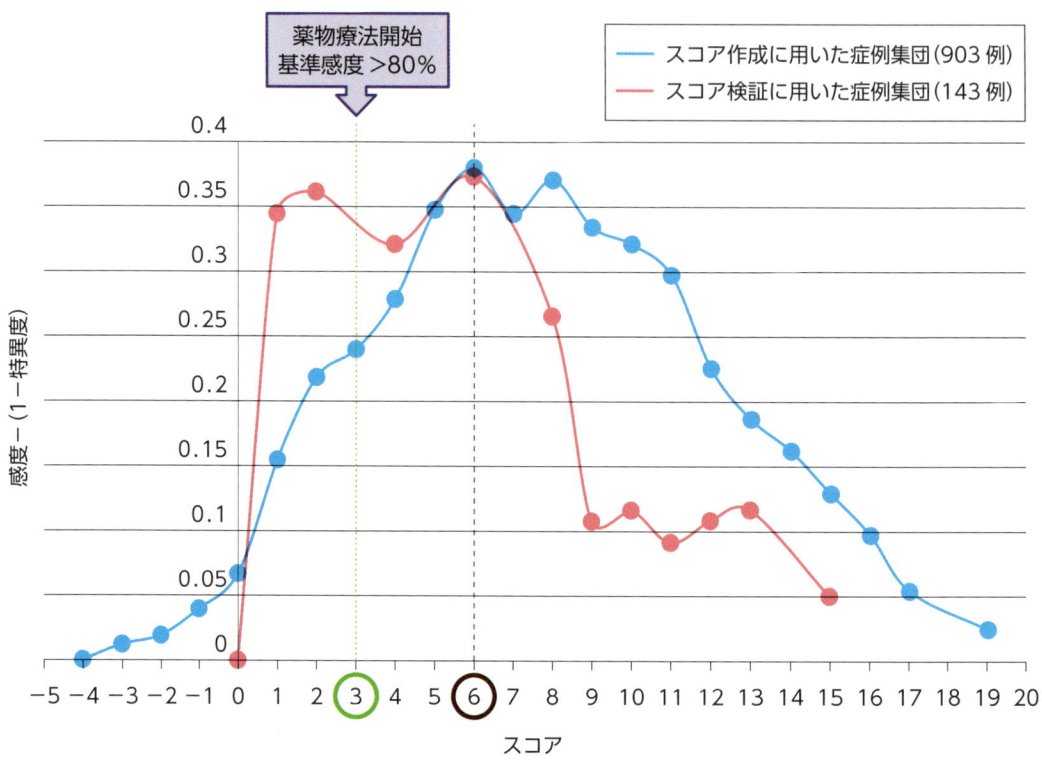

図2　骨折/非骨折例を最も高率良く判別できるカットオフ値の解析[6]

表8　薬物量開始の基準となるスコアの検証　―ROC解析―

X	有意確率	1－特異度	感度	感度－（1－特異度）	真陽性	真陰性	偽陽性	偽陰性
		0.000	0.000	0.000	0	119	0	15
15.0000	0.508	0.017	0.067	0.050	1	117	2	14
13.0000	0.406	0.017	0.133	0.117	2	117	2	13
12.0000	0.358	0.025	0.133	0.108	2	116	3	13
11.0000	0.312	0.042	0.133	0.091	2	114	5	13
10.0000	0.270	0.084	0.200	0.116	3	109	10	12
9.0000	0.232	0.092	0.200	0.108	3	108	11	12
8.0000	0.197	0.135	0.400	0.266	6	103	16	9
6.0000	0.140	0.227	0.600	0.373	9	92	27	6
4.0000	0.098	0.479	0.800	0.321	12	62	57	3
2.0000	0.067	0.639	1.000	0.361	15	43	76	0
1.0000	0.055	0.656	1.000	0.345	15	41	78	0
0.0000	0.046	1.000	1.000	0.000	15	0	119	0

2. ガイドラインにおける治療介入基準

1）薬物療法開始の基準となるカットオフスコアの決定

　RA を多く含む副腎皮質ステロイド投与量が比較的少ない集団で、骨折/非骨折例を最も効率的に判別できるカットオフスコアを求め、副腎皮質ステロイド投与量が高用量である全身性膠原病を多く含む一次予防集団でスコア検証を行った結果、両集団の解析においても、感度－（1－特異度）が最も高いスコアは 6 で一致した。

　委員会では、薬物療法開始の目安となるスコアのカットオフ値を、スコア 6 を基準に議論した。副腎皮質ステロイドによる骨折リスクは、経口ステロイド量が増加すると増加することは知られており、メタ解析から、プレドニゾロン換算 5 mg 以上の経口ステロイド投与によって、骨密度が低下し、骨折リスクが高まることが認められた[7]。スコア 6 をカットオフ値とした場合、50 歳以上 65 歳未満の女性では、低骨密度（% YAM 70％以上 80％未満）あるいはステロイド投与量がプレドニゾロン換算 5 mg/日以上 7.5 mg/日未満の条件があっても、スコア 6 未満で、薬物療法の適応にはならない問題点が生じた。薬物量開始の基準となるスコアの検討では、スコア 6 の感度は 71.2％、特異度は 66.8％で、薬物量開始の基準となるスコアの検証においてはスコア 6 の感度は 60％、特異度は 77.3％であったことから、臨床的見地から、特異度は下がっても感度は 80％以上が望ましいとの結論になった。その結果、両集団の解析において、80％以上の感度となるスコア 3 を薬物療法開始の基準となるカットオフ値として、ガイドライン策定を行った（図 2）。

2）骨折リスク評価法としてのスコア法の特徴

　改訂版ガイドラインでは、ステロイド性骨粗鬆症の一次予防と二次予防に関する 5 つの国内コホートを解析し、わが国独自の骨折予測因子を抽出し、各因子をカテゴリー化し、それぞれに重み付けをしてスコア化し、骨折リスクのスコアの総計を用いて個人の骨折リスクを総合的に評価することにより、薬物治療開始の基準値を定めた。

　骨折予測因子の抽出に使用した 3 つの国内コホート 903 例の背景因子は、二次予防の症例が多く、基礎疾患としては関節リウマチが 60％以上と多く、全身性エリテマトーデスなど全身性膠原病の症例は少なかった。そのため、平均年齢は約 57 歳で閉経後女性の比率が多く、ステロイド投与量は平均プレドニゾロン換算 7.4 mg/日であった。腰椎の平均骨密度は約 80％で既存骨折例も 20％以上認めた。これに対して、骨折/非骨折例を最も効率的に判別できるカットオフスコアの検証に使用した集団は、ステロイド性骨粗鬆症一次予防に関する 2 つのランダム化比較試験の 144 例で、基礎疾患は全身性エリテマトーデス、多発性筋炎/皮膚筋炎や血管炎症候群など全身性膠原病が多く、ステロイド投与量は平均プレドニゾロン換算 40 mg/日以上と高用量投与例が多かった。平均年齢は前者に比べ約 10 歳若く、閉経後女性の比率は 50％以下であった。腰椎平均骨密度も約 15％高く、既存骨折例は 7％と少なかった。

　以上のように、2 つの集団は全く異なる背景因子をもっていたが、骨折/非骨折例を最も効率的に判別できるカットオフスコアは一致した。したがって、改訂版ガイドラインで採用したスコア法により治療介入基準は、ステロイドを低用量から高用量まで使用する関節リウマチからその他の全身性膠原病に至るまで種々の基礎疾患患者をカバーすることができ、また一次予防および二次予防のどちらにも対応できると考えられる。

また、既存骨折あり、年齢65歳以上、ステロイド投与量7.5 mg/日（プレドニゾロン換算）以上は単一でスコア3以上であるので、これらのいずれかがある場合は、骨密度測定なしで薬物療法の開始を決定できる。さらに、単一ではスコアが低い因子でも複数あれば、スコアの合計として総合的に骨折リスクを推定することができる。

おわりに

　改訂版ガイドラインは、複数の危険因子を組み合わせて骨折リスクを評価するスコア方式を取り入れた。ガイドラインの対象、スコア法による骨折リスク評価と第5章の薬剤療法の推奨をまとめたステロイド性骨粗鬆症の管理と治療のアルゴリズムを図3に示した。

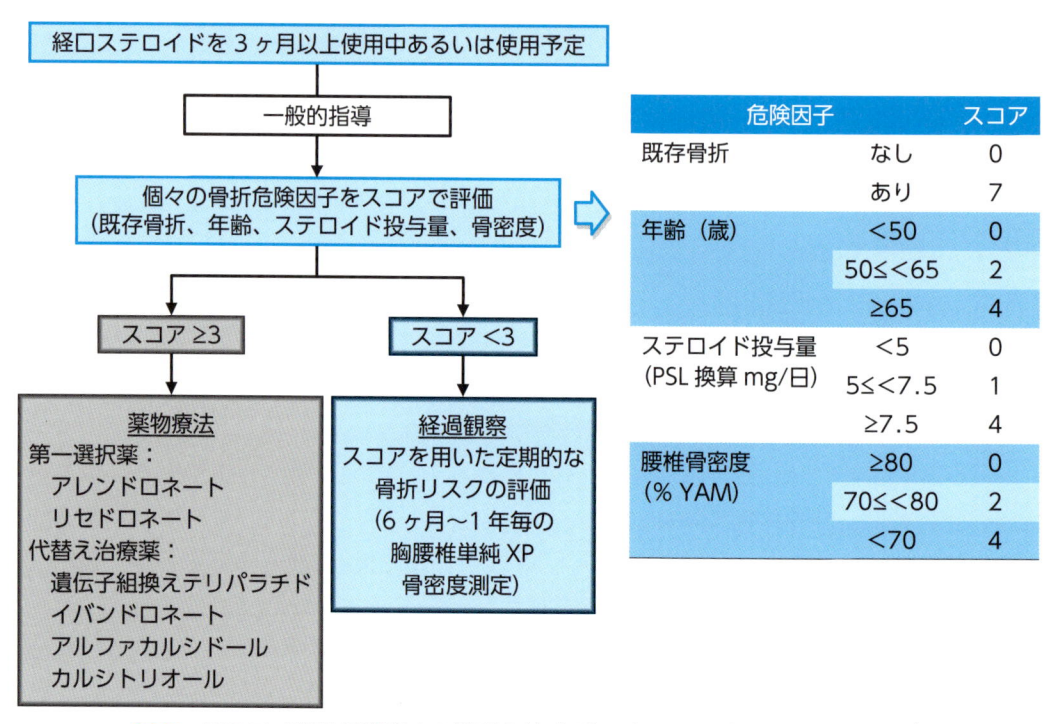

危険因子		スコア
既存骨折	なし	0
	あり	7
年齢（歳）	<50	0
	50≦<65	2
	≧65	4
ステロイド投与量 （PSL換算 mg/日）	<5	0
	5≦<7.5	1
	≧7.5	4
腰椎骨密度 （% YAM）	≧80	0
	70≦<80	2
	<70	4

図3　ステロイド性骨粗鬆症の管理と治療ガイドライン（2014年改訂版）[6]

文　献

1) Kanis JA on behalf of the World Health Organization Scientific Group. Assessment of osteoporosis at the primary health care level. WHO Collaborating Centre for Metabolic Bone Diseases; University of Scheffield, 2007

2) Grossman JM, Gordon R, Ranganath VK, et al. American College of Rheumatology 2010 recommendations for the prevention and treatment of glucocorticoid-induced osteoporosis. Arthritis Care Res 62: 1515-26, 2010

3) Lekamwasam S, Adachi JD, Agnusdei D, et al. A framework for the development of guidelines for the management of glucocorticoid-induced osteoporosis. Osteoporosis Int 23: 2257-76, 2012

4) Kirigaya D, Nakayama T, et al. Management and treatment of osteoporosis in patients receiving long-term glucocorticoid treatment: current status of adherence to clinical guidelines and elated factors. Intern Med 50: 2793-800

5) Guzman-Clark JR, Fang MA, Sehl ME, et al. Barriers in the management of glucocorticoid-induced

osteoporosis. Arthritis Rheum 57: 140-6, 2007
6) Suzuki Y, Nawata H, Soen S, et al. Guidelines on the management and treatment of glucocorticoid-induced osteoporosis of the Japanese Society for Bone and Mineral Research: 2014 update. J Bone Miner Metab 32, (DOI 10.1007/s00774-014-0586-6), 2014
7) van Staa TP, Leufkens HGM, and Cooper C. The epidemiology of corticosteroid-induced osteoporosis: A meta-analysis. Osteoporos Int 13: 777-87, 2002

第5章 管理と治療ガイドラインにおけるエビデンスに基づく治療薬の選択

はじめに

　国内外の無作為比較臨床試験（RCT）やそのメタ分析データから、骨密度低下と椎体骨折の予防に対する有益的な効果および一次予防と二次予防試験における有効性を総合的に判断し、推奨薬剤を決定した。推奨薬剤の検討は、わが国で骨粗鬆薬として承認されている薬剤に限定して行った[1]。

1．各薬剤の推奨度

　各薬剤の推奨度は表1に示すとおりである。
　アレンドロネート、リセドロネートは前向き無作為化試験において腰椎骨密度、大腿骨骨密度の低下を抑制にすることが明らかになっている[2-9]。その効果は、一次予防および二次予防の両者で示されており、また、一次評価項目ではないが、椎体骨折を有意に抑制することが示されていることから、第一選択薬として推奨する。アレンドロネートは週1製剤でも連日製剤と同様の有効性が海外で示されていることから、剤型間で推奨の差はつけなかった[5]。

表1　治療薬剤の推奨度

製剤	薬剤名	推奨度*	剤型・用量
ビスホスホネート製剤	アレンドロネート	A	5 mg/日、35 mg/週　経口、900 μg/4週　点滴
	リセドロネート	A	2.5 mg/日、17.5 mg/週、75 mg/月　経口
	エチドロネート	C	200 mg、400 mg、2週間/3ヶ月　間欠投与経口
	ミノドロネート	C	1 mg/日、50 mg/4週　経口
	イバンドロネート	B	1 mg/月、静注
活性型ビタミンD製剤	アルファカルシドール	B	0.25 μg、0.5 μg、1 μg/日　経口
	カルシトリオール	B	0.25 μg、0.5 μg/日　経口
	エルデカルシトール	C	0.5 μg、0.75 μg/日　経口
ヒト副甲状腺ホルモン (1-34)	遺伝子組換え テリパラチド	B	20 μg 1日1回　皮下注
	テリパラチド酢酸塩	C	56.5 μg/週1回　皮下注
ビタミンK_2製剤	メナテトレノン	C	45 mg/日　経口
SERM	ラロキシフェン	C	60 mg/日　経口
	バゼドキシフェン	C	20 mg/日　経口
ヒト型抗RANKL モノクローナル抗体	デノスマブ	C	60 mg/6ヶ月　皮下注

＊推奨度
A：第一選択薬として推奨する薬剤
B：第一選択薬が禁忌などで使用できない、早期不耐容であるあるいは第一選択薬の効果が不十分であるときの代替薬として使用する。
C：現在のところ推奨するだけの有効性に関するデータが不足している。

エチドロネートは腰椎骨密度、大腿骨骨密度の低下を抑制することが前向き無作為化試験において示されているが[10,11]、椎体骨折の抑制効果は、閉経後症例に限ったサブ解析でのみ有意であることから、今回は推奨するのに十分なデータがないと判断した。同様に、ミノドロネートはステロイド性骨粗鬆症に関する臨床試験が行われておらず、推奨するだけのデータがないと判断した。

イバンドロネートは海外で行われたステロイド性骨粗鬆症に対する二次予防臨床試験において、腰椎、大腿骨骨密度を有意に増加させ、アルファカルシドールに比べて有意に椎体骨折を減少させた[12-14]。しかし、一次予防に関するデータは少数例でしかなく[15]、第一選択薬が使用できないときの代替え治療薬として位置づけた。

活性型ビタミンD_3製剤の中では、アルファカルシドール、カルシトリオールは腰椎骨密度、大腿骨骨密度の減少抑制効果が臨床試験で示されている[16-18]。椎体骨折抑制効果に関しては、単一試験では明らかでないが、複数の臨床試験のメタ分析で、プラセボやカルシウム製剤に比べて有益性が示されていることから[19,20]、代替え治療薬として位置づけた。エルデカルシトールはステロイド性骨粗鬆症に対する臨床試験のデータがなく、また、ステロイドによる尿中カルシウム排泄増加を助長するリスクも否定できないことから、今回は推奨しない。

ヒト副甲状腺ホルモン（1-34）製剤では、遺伝子組換えテリパラチドは二次予防において、腰椎骨密度、大腿骨骨密度を増加させ、椎体骨折リスクを減少させた。その効果はアレンドロネートより優れていた[21-24]。しかし、一次予防に関する臨床データはなく、また投与期間が2年間に限定されており、その使用法に関してはまだ十分なデータが得られていないことから、代替え治療薬として推奨する。2年間のテリパラチド治療終了後の最適な薬物療法については明らかでないが、ビスホスホネート製剤などの骨吸収抑制療法が有効であるとの報告がある[25,26]。テリパラチド酢酸塩に関してはステロイド性骨粗鬆症に関する臨床データがなく、現時点では推奨しない。

ビタミンK_2製剤は国内の縦断研究の解析でエチドロネートと同等な骨折予防効果が報告されたため、2004年度版ガイドラインでは、第二選択薬として推奨された。しかし、その後、有効性を検証した追加報告や無作為化比較試験の成績がないことから、エチドロネートと同様に、推奨するには十分なデータがないと判断した。

選択的エストロゲン受容体モジュレーター（SERM）およびヒト型抗RANKLモノクローナル抗体製剤についても、ステロイド性骨粗鬆症に対する有効性についてのエビデンスが乏しいことから、推奨しない。

2. ガイドラインの概要

1）対　象

2014年改訂版ガイドラインの対象は18歳以上の男女とした。2004年度版ガイドライン発表後、小児のステロイド性骨粗鬆症に関する新たなエビデンスの集積はなく、また、今回の解析に用いた症例には、小児例は含まれないので対象外とした。

副腎皮質ステロイド使用期間については、経口ステロイドを3ヶ月以上使用中あるいは使用予定の患者とした。海外の疫学的研究では、副腎皮質ステロイド開始後、3～6ヶ月で椎体骨折リスクがピークに達することが報告されており[27]、さらにIOFとECTSのステロイド性骨粗

鬆症の管理ガイドラインの基本骨格でも、副腎皮質ステロイドを3ヶ月以上投与中あるいは投与予定の患者を対象としている[28]ことから、改訂版ガイドラインの対象も、副腎皮質ステロイド使用期間は3ヶ月以上とした。

2）指導・治療と経過観察

1．一般的指導

副腎皮質ステロイド治療を行っているあるいは行う予定の患者には、ステロイド投与量や投与期間にかかわらず一般的指導を行う。ステロイド性骨粗鬆症においても、ライフスタイルの改善、食事栄養指導、運動療法は重要であり、原発性骨粗鬆症に準じて指導する[29]。

2．経過観察

ガイドラインに沿って、経過観察と判定された症例においても胸腰椎X線撮影、骨密度測定を定期的（6ヶ月～1年毎）に行い、副腎皮質ステロイド投与量の変化も考慮し、定期的に骨折リスクをスコアで評価する。

3．ステロイド性骨粗鬆症の管理と治療アルゴリズム

ガイドラインの対象、スコア法による個々の骨折リスクの評価、薬物療法の推奨などステロイド性骨粗鬆症の管理と治療のアルゴリズムをまとめたフローチャートを図1に示す[1]。

4．薬物療法の安全性

①ビスホスホネート関連顎骨壊死（BRONJ：Bisphosphonate-Related Osteonecrosis of the Jaw）

ビスホスホネート製剤を投与されているがん患者や骨粗鬆症患者が、抜歯などの侵襲的歯科

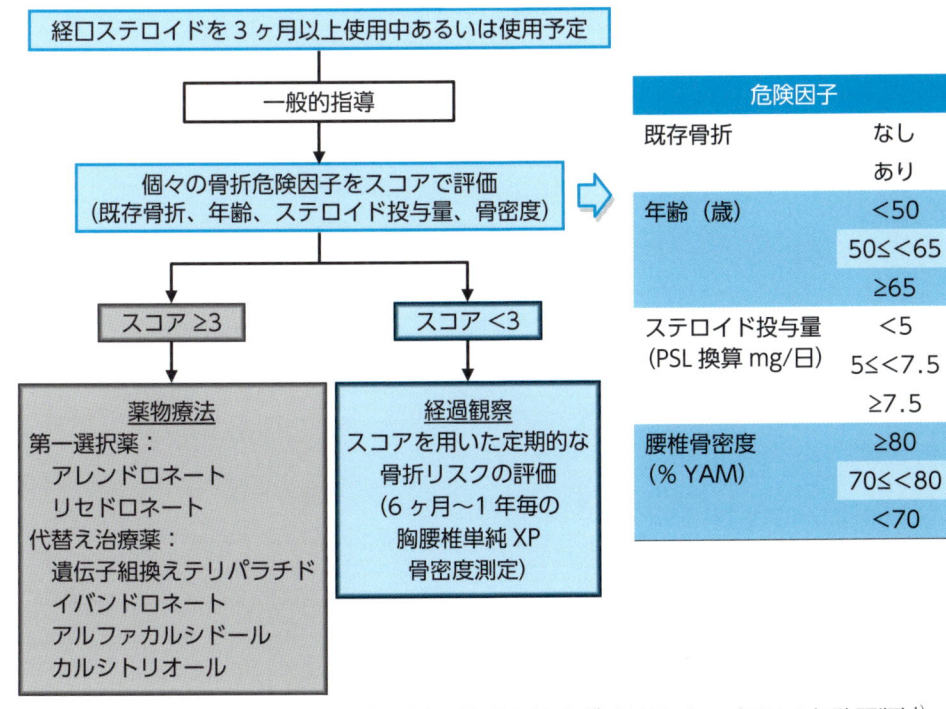

危険因子		スコア
既存骨折	なし	0
	あり	7
年齢（歳）	<50	0
	50≦<65	2
	≧65	4
ステロイド投与量 (PSL換算 mg/日)	<5	0
	5≦<7.5	1
	≧7.5	4
腰椎骨密度 (% YAM)	≧80	0
	70≦<80	2
	<70	4

フローチャート：
- 経口ステロイドを3ヶ月以上使用中あるいは使用予定
- 一般的指導
- 個々の骨折危険因子をスコアで評価（既存骨折、年齢、ステロイド投与量、骨密度）
- スコア ≧3 → 薬物療法
  - 第一選択薬：アレンドロネート、リセドロネート
  - 代替え治療薬：遺伝子組換えテリパラチド、イバンドロネート、アルファカルシドール、カルシトリオール
- スコア <3 → 経過観察
  - スコアを用いた定期的な骨折リスクの評価（6ヶ月～1年毎の胸腰椎単純XP、骨密度測定）

図1　ステロイド性骨粗鬆症の管理と治療ガイドライン（2014年改訂版）[1]

治療を受けた後に、BRONJ が発生することが報告されている[30]。発生率は低く、海外の報告では 1/10,000〜1/100,000 人年と推定されるが、日本口腔外科学会全国調査では 0.01〜0.02% 程度とされている[31]。副腎皮質ステロイド治療はリスクファクターに挙げられているが、副腎皮質ステロイド治療を受けている患者の方が、ビスホスホネート単剤治療患者より BRONJ 発生頻度が多いとのエビデンスはない。副腎皮質ステロイド治療を受けている患者では骨折予防の観点から、ビスホスホネート製剤投与のベネフィットがリスクを上回ると考えられる。BRONJ の診断と臨床所見、リスクファクターおよびビスホスホネート製剤投与患者の歯科治療とビスホスホネート製剤の一時的休薬と再開に関しては、ビスフォスホネート関連顎骨壊死検討委員会から発表されているポジションペーパーを参考に対応する[32]。

②大腿骨骨幹部の非定型骨折（AFFs: Atypical femoral fractures）

ビスホスホネート製剤やデノスマブを服用している患者において、大腿骨転子下あるいは骨幹部骨折の発生が報告されている[33]。発生率は低く、全大腿骨骨折の約 1% と報告されており、臨床的に問題になることは少ない。副腎皮質ステロイド治療が大腿骨骨幹部骨折のリスクファクターであるとの報告があるが、最近のケースコントロール研究では副腎皮質ステロイド治療と非定型骨折の頻度に関連はなかった[34]。AFFs の絶対リスクは 3.7〜50/観察人年と報告されているが[35]、長期ビスホスホネート製剤投与中の患者ではリスクが高くなる可能性もあるので、鼠径部あるいは大腿部の疼痛や違和感を訴えるときは、本骨折を念頭に精査を進める。

③妊娠を希望する閉経前女性における安全性

閉経前女性における、ステロイド性骨粗鬆症に対する薬物の有効性に関しては、限られたエビデンスしかなく、閉経前女性を主たる対象とした臨床試験の成績はない。また、妊娠前、妊娠中、授乳中の女性におけるビスホスホネート製剤やその他の薬剤の安全性は確立していない。したがって、妊娠を希望する女性に対する薬物療法についての推奨は行わない。

症例報告や少数例での前向きコホート研究の成績では、妊娠前あるいは妊娠前期におけるビスホスホネート製剤使用により、胎児、新生児や母体における有害事象の報告は少ない[36-39]。ACR 勧告では、既存骨折が有り、高用量副腎皮質ステロイドを内服している閉経前女性に限って、アレンドロネート（A）、リセドロネート（C）、テリパラチド（C）を推奨している[40]。しかし、FDA 胎児危険度分類基準では、アレンドロネート、リセドロネート、テリパラチドともにカテゴリーCに分類されており、妊娠前の使用に関しては、有益性がまさるときに限定して慎重に使用されるべきであり、妊娠中は使用を避けることが望ましい。

授乳中のビスホスホネート製剤使用に関しては、母乳中の薬物濃度はきわめて低い上、母乳中のカルシウムと結合して吸収されにくいことから、理論的リスクは低いと推定されるが、安全性に関するエビデンスがないことから、慎重に扱うべきである[41,42]。

文 献

1) Suzuki Y, Nawata H, Soen S, et al. Guidelines on the management and treatment of glucocorticoid-induced osteoporosis of the Japanese Society for Bone and Mineral Research: 2014 update. J Bone Miner Metab 32, (DOI 10.1007/s00774-014-0586-6), 2014

2) Saag KG, Emkey R, Schnitzer TJ, et al. Alendronate for the prevention and treatment of glucocorticoid-induced osteoporosis. Glucocorticoid-Induced Osteoporosis Intervention Study Group. N Engl J Med 339: 292-9, 1998
3) Adachi JD, Saag KG, Delmas PD, et al. Two-year effects of alendronate on bone mineral density and vertebral fracture in patients receiving glucocorticoids: a randomized, double-blind, placebo-controlled extension trial. Arthritis Rheum 44: 202-11, 2001
4) de Nijs RN, Jacobs JW, Lems WF, et al. STOP Investigators. Alendronate or alafacalcidol in glucocorticoid-induced osteoporosis. N Engl J Med 355: 675-84, 2006
5) Stoch SA, Saag KG, Greenwald M, et al. Once-weekly oral alendronate 70 mg in patients with glucocorticoid-induced bone loss: a 12-month randomized, placebo-controlled clinical trial. J Rheumatol 36: 1705-14, 2009
6) Cohen S, Levy RM, Keller M, et al. Risedronate therapy prevents corticosteroid-induced bone loss: a twelve month, multicenter, randomized, double-blind, placebo-controlled, parallel-group study. Arthritis Rheum 42: 2309-18, 1999
7) Reid DM, Hughes RA, Laan RF, et al. Efficacy and safety of daily risedronate in the treatment of corticosteroid-induced osteoporosis in men and women: a randomized trial. European Corticosteroid-Induced Osteoporosis Treatment Study. J Bone Miner Res 15: 1006-13, 2000
8) Reid DM, Adami S, Devogelaer JP, et al. Risedronate increases bone density and reduces vertebral fracture risk within one year in men on corticosteroid therapy. Calcif Tissue Int 69: 242-7, 2001
9) Eastell R, Devogelaer JP, Peel NF, et al. Prevention of bone loss with risedronate in glucocorticoid-treated rheumatoid arthritis patients. Osteoporosis Int 11: 331-7, 2000
10) Adachi JD, Bensen WG, Brown J, et al. Intermittent etidronate therapy to prevent corticosteroid-induced osteoporosis. N Engl J Med 337: 382-7, 1997
11) Roux C, Oriente P, Laan R, et al. Randomized trial of effect of cyclical etidronate in the prevention of corticosteroid-induced bone loss. J Clin Endocrinol Metab 83: 1128-33, 1998
12) Ringe JD, Dorst A, Faber H, et al. Intermittent intravenous ibandronate injections reduce vertebral fracture risk in corticosteroid-induced osteoporosis: results from long-term comparative study. Osteoporosis Int 14: 801-7, 2003
13) Ringe JD, Dorst A, Faber H, et al. Three-monthly ibandronate bolus injection offers favourable tolerability and sustained efficacy advantage over two years in established corticosteroid-induced osteoporosis. Rheumatology 42: 743-9, 2003
14) Hakala M, Kröger H, Valleala H, et al. Once-monthly oral ibandronate provides significant improvement in bone mineral density in postmenopausal women treated with glucocorticoids for inflammatory rheumatic diseases: a 12-month, randomized, double-blind. Placebo-controlled trial. Scand J Rheumatol 41: 260-6, 2012
15) Piswanger-Soelkner JC, Pieber TR, Obermayer-Pietsch BM, et al. Ibandronate prevents bone loss and reduces vertebral fracture risk in male cardia transplant patients: A randomized double-blind, placebo-controlled trial. J Bone Miner Res 24: 1335-44, 2009
16) Reginster JY, Kuntz D, Verdickt W, et al. Prophylactic use of alfacalcidol in corticosteroid-induced osteoporosis. Osteoporosis Int 9: 75-81, 1999
17) Ringe JD, Cöster A, Meng T, et al. Treatment of glucocorticoid-induced osteoporosis with alfacalcidol/calcium versus vitamin D/calcium. Calcif Tissue Int 65: 337-40, 1999
18) Sambrook PN, Kotowicz M, Nash P, et al. Prevention and treatment of glucocorticoid-induced osteoporosis.: a comparison of calcitriol, vitamin D plus calcium, and alendronate plus calcium. J Bone Miner Res 18: 919-24, 2003
19) Amin S, Lavalley MP, Simms RW, et al. The comparative efficacy of drug therpies used for the management of corticosteroid-induced osteoporosis: A meta-regression. J Bone Miner Res 17: 1512-26, 2002
20) de Nijs RN, Jacobs JW, Algra A, et al. Prevention and treatment of glucocorticoid-induced osteoporosis with active vitamin D_3 analogues: a review with meta-analysis of randomized controlled trials including organ transplantation studies. Osteoporosis Int 15: 589-602, 2004
21) Saag KG, Shane E, Boonen S, et al. Teriparatide or Alendronate in Glucocorticoid-induced Osteoporosis. N

Engl J Med 357: 2028-39, 2007

22) Saag KG, Zanchetta JR, Devogelaer JP, et al. Effects of teriparatide versus alendronate for treating glucocorticoid-induced osteoporosis: thirty-six-month results of a randomized, double-blind, controlled trial. Arthritis Rheum 60: 3346-55, 2009

23) Langdahl BL, Marin F, Shane E, et al. Teriparatide versus alendronate for treating glucocorticoid-induced osteoporosis: an analysis by gender and menopausal status. Osteoporosis Int 20: 2095-104, 2009

24) Devogelaer JP, Adler RA, Recknor C, et al. Baseline glucocorticoid dose and bone mineral density response with teriparatide or alendronate therapy in patients with glucocorticoid-induced osteoporosis. J Rheumatol; 37: 141-8, 2010

25) Karras D, Stoykov I, Lems WF, et al. Effectiveness of teriparatide in postmenopausal women with osteoporosis and glucocorticoid use: 3-year results from the EFOS study. J Rheumatol 39: 600-9, 2012

26) Rittmaster RS, Bolognese M, Ettinger MP, et al. Enhancement of bone mass in osteoporotic women with parathyroid hormone followed by alendronate. J Clin Endocrinol Metab 85: 2129-34, 2000

27) van Staa TP, Laan RF, Barton IP, et al. Bone density threshold and other predictors of vertebral fracture in patients receiving oral glucocorticoid therapy. Arthritis Rheum 48: 3224-9, 2003

28) Lekamwasam S, Adachi JD, Agnusdei D, et al. A framework for the development of guidelines for the management of glucocorticoid-induced osteoporosis. Osteoporosis Int 23: 2257-76, 2012

29) 骨粗鬆症の予防と治療ガイドライン作成委員会編. 骨粗鬆症の予防と治療ガイドライン2011年版. ライフサイエンス出版.

30) Khosla S, Burr D, Cauley J, et al. Bisphosphonate-associated osteonecrosis of the jaw: report of a task force of the American Society of Bone and Mineral Research. J Bone Miner Res; 22: 1479-91, 2007

31) Urade M, Tanaka N, Furusawa K, et al. Nationwide survey for bisphosphonate-related osteonecrosis of the jaws in Japan. J Oral Maxillofac Surg 69: e364-71, 2011

32) Yoneda T, Hagino H, Sugimoto T, et al. Bisphoaphonate-related osteonecrosis of the jaw: Position paper from the Allied Task Force Committee of Japanese Society for Bone and mineral Research, Japan Osteoporosis Society, Japanese Society for Oral and Maxillofacial Radiology and Japanese Society of Oral and Maxillofacila Surgeons. J Bone Miner Metab 28: 365-83, 2010

33) Shane E, Burr D, Ebeling PR, et al. Atypical subtrochanteric and diaphyseal femoral fractures: report of a task force of the American Society for Bone and Mineral Research. J Bone Miner Res 25: 2267-94, 2010

34) Schilcher J, Michaëlsson K, Aspenberg P. Bisphosphonate use and atypical fractures of the femoral shaft. N Engl J Med 364: 1728-37, 2011

35) Shane E, Burr D, Abrahamsen B, et al. Atypical subtrochanteric and diaphyseal femoral fractures: Second report of a task force of the American Society for Bone and Mineral Research. J Bone Miner Res 29: 1-24, 2014

36) Levy S, Fayez I, Taguchi N, et al. Pregnancy outcome following in utero exposure to bisphosphonates. Bone 44: 428-30, 2009

37) Ornoy A, Wajnberg R, Diav-Citrin O. The outcome of pregnancy following pre-pregnancy or early pregnancy alendronate treatment. Reprod Toxicol 22: 576-9, 2006

38) Chan B, Zacharin M. Maternal and infant outcome after pamidronate treatment of polyostotic fibrous dysplasia and osteogenesis imperfecta before conception: a report of four cases. J Clin Endocrinol Meta 91: 2017-20, 2006

39) Munns CF, Rauch F, Ward L, et al. Maternal and fetal outcome after long-term pamidronate treatment before conception: a report of two cases. J Bone Miner Res 19: 1742-5, 2004

40) Grossman JM, Gordon R, Ranganath VK, et al. American College of Rheumatology 2010 recommendations for the prevention and treatment of glucocorticoid-induced osteoporosis. Arthritis Care Res 62: 1515-26, 2010

41) Siminoski K, Fitzgerald AA, Flesch G, et al. Intravenous pamidronate for treatment of reflex sympathetic dystrophy during breast feeding. J Bone Miner Res 15: 2052-5, 2000

42) MaNicholl DM, Heaney LG. The safety of bisphosphonate use in premenopausal women on corticosteroids. Current Drug Safety 5: 182-7, 2010

第6章 関節リウマチにおける管理と治療の実際

はじめに

　関節リウマチ（RA: rheumatoid arthritis）は免疫異常をともなう全身性の炎症性疾患であり、多発性に関節が破壊され身体機能障害を引き起こす。30～60歳の女性に好発し、わが国での有病率は約1％である。RAの診断と治療は目覚ましい進歩を遂げ、現在ではメトトレキサートや生物学的製剤を中心とした薬物治療により寛解を目指す疾患となった。現に多くのRA患者の疾患活動性は改善されているが、原疾患が治まってもなお難治性の合併症のため日常生活動作（ADL: activities of daily living）に支障をきたすことも少なくない。その合併症の一つが骨粗鬆症であり、それにともなう骨折である。

1. 関節リウマチと骨粗鬆症

　WHOの研究グループがメタアナリシスにより明らかにした8つの独立した骨折危険因子の中にRAと副腎皮質ステロイド使用が含まれている[1]。RAと診断されると速やかに抗リウマチ薬による治療が推奨されるが、この効果が発現するまでの橋渡しとして関節炎を抑えるために副腎皮質ステロイドが投与されることがある。また何らかの理由により副腎皮質ステロイドの長期治療を余儀なくされる患者もいる。RAであることとその治療に用いられる副腎皮質ステロイドは骨強度を低下させる。RAでは疾患活動性が改善された後も骨粗鬆症や骨折のためにADL障害が遷延しQOLが低下するため、骨粗鬆症に対して積極的な対策を講ずるべきである。

　RA患者での骨粗鬆症はRAの骨病変の一つと捉えることもできる。これは関節局所にみられる傍関節性骨粗鬆症と全身性骨粗鬆症に大別される。RA患者での全身性骨粗鬆症の成因としては加齢のほか、関節障害による身体活動性の低下、炎症性サイトカイン、副腎皮質ステロイドの使用、栄養吸収障害、低体重などが挙げられる。また、関節滑膜でのRANK-RANKL系賦活化は主として傍関節性骨粗鬆症に、そしてTNF（tumor necrosis factor）-αやIL（interleukin）-6といった炎症性サイトカインによる破骨細胞の活性化は傍関節性のみならず全身性骨粗鬆症の原因となる。こうした複数の因子が絡み合ってRAの骨粗鬆症は重症な病態を呈し、骨折頻度をいっそう高める。

2. RA患者にみられる骨粗鬆症の臨床的実態

1) RA患者の骨粗鬆症有病率

　RA患者の骨粗鬆症の実態を明らかにするため国立病院機構相模原病院においてビスホスホネートや選択性エストロゲン受容体作動薬などの骨粗鬆症治療薬を使用前のRA患者675例（女性609例、18～88歳、平均年齢61.0歳）を対象とした横断研究を行った。その結果、360例（53.3％）は骨粗鬆症を合併しており、X線写真にて130例（19.3％）に椎体骨折を認め

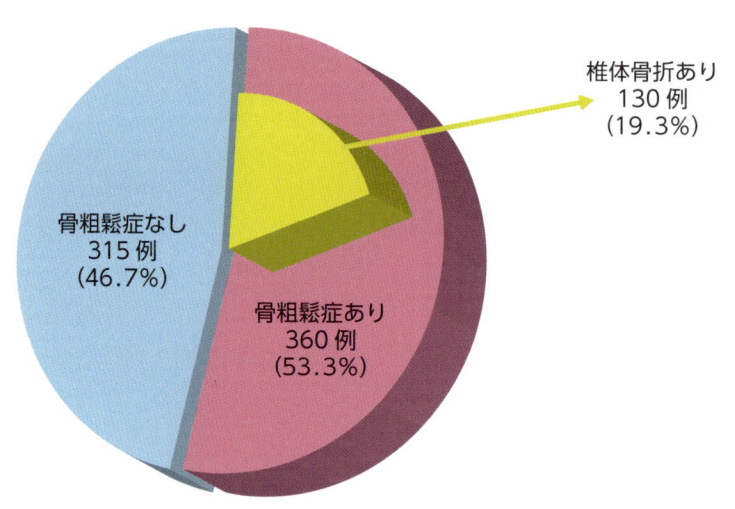

図1 関節リウマチにおける骨粗鬆症および椎体骨折の有病率
ビスホスホネートの治療歴のないRA患者　675症例（女性609例）
平均年齢61.0歳

- 骨粗鬆症なし　315例（46.7%）
- 骨粗鬆症あり　360例（53.3%）
- 椎体骨折あり　130例（19.3%）

た[2]（図1）。日本人女性の年代別原発性骨粗鬆症に相当する人口割合[3]と比較すると、RA患者では各年代とも一般人口に比べ骨粗鬆症の有病率は2～3倍高かった。RA患者の骨粗鬆症が単に加齢の影響のみならず、疾患に関連した要因のかかわりが大きいことが示唆される。

2）RA患者でのステロイド性骨粗鬆症

近年、RAの治療は急速に進歩しているが今なお多くの患者に副腎皮質ステロイドが投与されている。国内多施設の1万人以上のRA患者コホートのデータを集計しているNinJa（National database of rheumatic disease by iR-net in Japan）2012年度版によると、RA患者の45.3％が副腎皮質ステロイド内服治療を受けており、プレドニゾロン換算で4.25 mg/日を投与されていた[4]。相模原病院での横断研究対象患者のうち471例（69.8％）は副腎皮質ステロイドを投与されており、平均投与量はプレドニゾロン換算4.25 mg/日であった。副腎皮質ステロイド投与群では患者の58.8％が骨粗鬆症を、21.7％が椎体骨折を合併しており、いずれも副腎皮質ステロイド非投与群に比べ有意に高率であった（図2）。さらに副腎皮質ステロイドの投与期間や総投与量と骨密度には有意な負の相関がみられた[2]。椎体骨折を有する副腎皮質ステロイド服用RA患者の腰椎骨密度（骨折椎体を除いて）の平均値はYAM 70％を上回る値であり、骨密度が比較的保たれていても副腎皮質ステロイド投与により骨折を起こしやすいと考えられた。また2年間の縦断研究からRA患者の新規椎体骨折発生に影響を及ぼす因子を検討したところ、既存骨折、副腎皮質ステロイドの使用量および低体重の3項目が抽出され、プレドニゾロン投与量が1 mg増えるごとに椎体骨折リスクは1.4倍に上昇することが明らかとなった[3]。Peelらの検討でも副腎皮質ステロイドを内服している閉経後女性RA患者の27.6％に椎体骨折がみられ、相対危険率は6.2倍であった[6]。またvan Staaらはプレドニゾロン2.5 mg未満の少量の副腎皮質ステロイド投与でも椎体骨折の相対危険率は1.55に上ると報告した[7]。このようにRA患者の副腎皮質ステロイド服用は一般には少量でありながらも骨密度をいっそう低下させるばかりでなく、骨折閾値を下げて骨密度が比較的高くとも骨折を引き起こしやすくする点が臨床的に重要である。

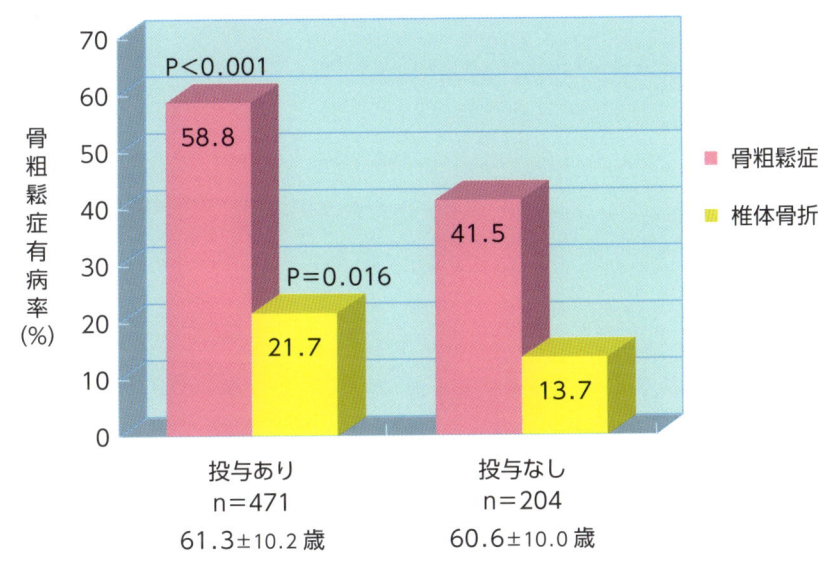

図2 副腎皮質ステロイド投与の有無による骨粗鬆症および椎体骨折の有病率の比較
副腎皮質ステロイドを服用しているRA患者では骨粗鬆症および椎体骨折有病率とも、非投与患者に比して有意に高い。

3. RA患者の骨粗鬆症の診断と治療開始基準

1) RA患者の骨粗鬆症診断

　骨粗鬆症はRAの重要な合併症であり、RA患者には積極的に骨粗鬆症検査を行うべきである。骨粗鬆症の診断は概ね原発性骨粗鬆症診断基準に則るが、RAではしばしば腰椎よりも大腿骨近位部の骨密度の低下が顕著である[8]ことから可能な限り大腿骨頸部や近位部全体の骨密度も測定する。また疼痛をともなわない椎体骨折を見逃さないよう胸腰椎レントゲン検査も行う。

2) RA患者の骨粗鬆症治療開始基準

　副腎皮質ステロイド治療を受けるRA患者では、2014年改訂版ガイドラインに従って薬物治療を開始するのがよい。RA患者に投与されることが多いプレドニゾロン5mg未満の服用であっても、既存骨折があったり、65歳以上の患者、あるいは50歳以上65歳未満でも腰椎骨密度がYAM 80%未満であれば薬物治療を推奨する。ガイドラインでは腰椎骨密度でスコアを計算するが、大腿骨近位部骨密度がより低い場合には、腰椎骨密度に代えて同様にスコアを算出すべきと考える。一方、副腎皮質ステロイドを服用しないRA患者の骨粗鬆症も一般人口に比して多い。相模原病院で行った検討では、RAを有する閉経後女性は副腎皮質ステロイド非使用でも51.9%が骨粗鬆症であり、閉経後女性の原発性骨粗鬆症の有病率（26.0%）[9]の2倍であった。副腎皮質ステロイド治療が行われていないRA患者での骨粗鬆症治療の開始時期には明確な指針は定められていない。しかし前述したとおりRAの疾患自体が骨強度を低下させることから、原疾患を寛解に導く治療とともに、骨粗鬆症に対しても積極的に治療介入すべきと考える。筆者は副腎皮質ステロイドを使用していなくとも閉経後女性または50歳以上の男性や、既存骨折のある患者、関節症状により身体活動性が低下したり、疾患活動性が高いRA患者には少なくともYAM 80%を下回る段階で薬物治療を勧めている。

4. RA 患者の骨粗鬆症治療とその効果

1) RA 患者を対象とした骨粗鬆症治療の EBM

RA 患者を対象としたステロイド性骨粗鬆症に対する無作為化対照臨床試験（RCT：randomized control trial）では、アレンドロネートが薬剤開始時に比べて腰椎骨密度を有意に増加させたとの報告がある[10]。またリセドロネート[11]もコントロール群に比べて腰椎の骨密度増加効果を認めている。

相模原病院に通院中の RA 患者を対象とし、各種ビスホスホネートを用いて新規椎体骨折発生をエンドポイントとした RCT が行われた。最長 36 ヶ月の観察の結果から、ビスホスホネートは RA 患者においても腰椎や大腿骨近位部の骨密度を増加させ、骨代謝回転の亢進状態を是正し、新規椎体骨折を抑制できる有効な薬剤であると言える。特にアレンドロネートとリセドロネートは活性型ビタミン D_3 単独治療に比べそれぞれ 89％、88％も新規椎体骨折を抑制した[12]（図3）。また抗 RANKL 抗体であるデノスマブは RA の関節破壊の抑制も期待される薬剤である。

2) RA 患者での骨粗鬆症治療による顎骨壊死の出現

ビスホスホネートやデノスマブのような強力な骨吸収抑制剤では低頻度であるが顎骨壊死の副作用が懸念される。NinJa に参加している 5 施設での検討では、ビスホスホネート内服歴のある RA 患者 1,063 人中の 10 人に顎骨壊死が発生し、うち 9 人は副腎皮質ステロイド服用歴があった。ビスホスホネート服用開始後の頻度では 171.6 件/10 万人年となり、一般的なビスホスホネート関連顎骨壊死の頻度である 1 件未満/10 万人年に比して著しく高率である[5]。RA

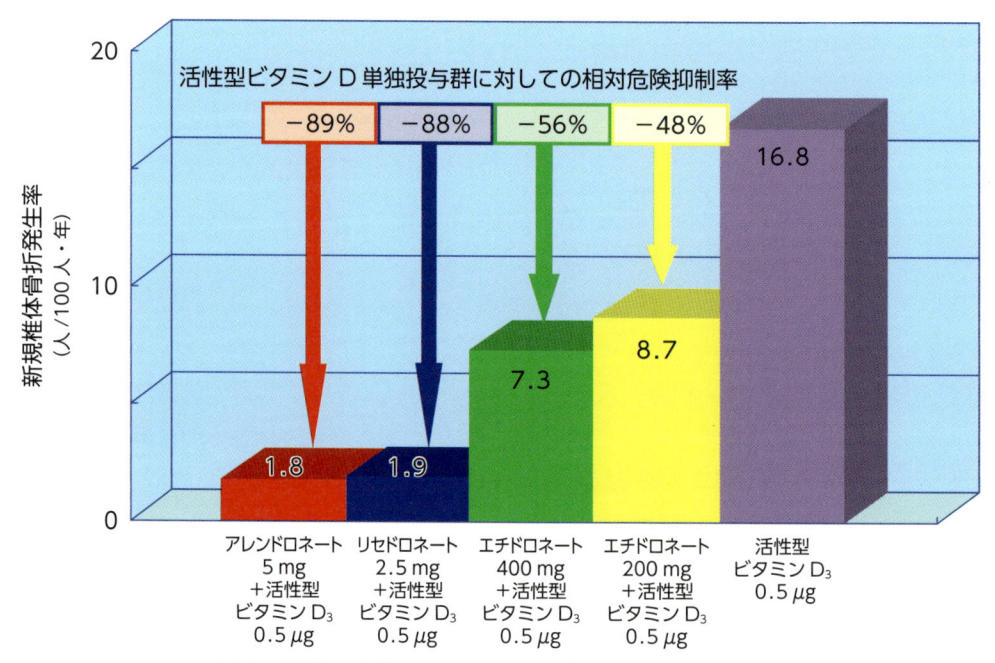

図3 薬剤介入後 6〜36ヶ月間の新規椎体骨折発生率

アレンドロネートおよびリセドロネート投与群では活性型ビタミン D 単独投与群に比して約 90％の新規椎体骨折抑制効果がみられた。

患者では関節障害により十分な歯磨きができないことや、易感染性があること、そしてシェーグレン症候群の合併などにより口腔内の衛生状況が悪化しやすいことが顎骨壊死の発症リスクを挙げていると考えられる。副腎皮質ステロイド使用患者ではことさら顎骨壊死発症への注意が必要である。

おわりに

　ステロイド性骨粗鬆症が最も多くかかわる疾患はRAであろう。現に、今回のガイドライン改訂において集積されたわが国のステロイド性骨粗鬆症データの半数以上はRA患者のものである。副腎皮質ステロイドの使用は骨粗鬆症を誘発するが、関節炎に対して少量の副腎皮質ステロイドが炎症を抑え、関節痛を緩和し身体活動性を向上させることによりかえって骨粗鬆症の発症を抑えることもある。しかし総投与量の増加にともない確実に骨粗鬆症や脆弱性骨折のリスクを高めてしまう。ステロイド性骨粗鬆症は医原的疾患であるため医師は副腎皮質ステロイドを処方したときから患者の骨粗鬆症を予防する責務がある。RAにみられる骨粗鬆症は副腎皮質ステロイドをはじめとした多因子による重症病態であり骨折を引き起こしやすいが、ビスホスホネートなどの治療により新規骨折を抑制しうる。RA患者のトータルケアの観点からも骨粗鬆症に対する積極的な治療介入が必要である。

文　献

1) Kanis JA, Borgstrom F, De Laet C, et al. Assessment of fracture risk. Osteoporosis Int 16：581-9, 2005
2) 中山久徳．関節リウマチと骨粗鬆症―ステロイドの関与を含めて―．Osteoporosis Jpn 13(2)：6-9, 2005
3) 中山久徳．関節リウマチでみられる骨粗鬆症の臨床的実態．Osteoporosis Jpn 19(2)：23-7, 2011
4) 山本逸雄．骨粗鬆症人口の推定．Osteoporosis Jpn 7(1)：10-1, 1999
5) 當間重人．本邦関節リウマチ患者の疾患活動性・身体障害度・有害事象・医療費用の推移を明らかにするための多施設共同疫学研究．平成25年度研究事業報告書．2014
6) Peel NFA, Moore DJ, Barrington NA, et al. Risk of vertebral fracture and relationship to bone mineral density in steroid treated rheumatoid arthritis. Ann Rheum Dis 54：801-6, 1995
7) van Staa TP, Leufkens HGM, Abenhaim L, et al. Use of oral corticosteroids and risk of fractures. J Bone Miner Res 15(6)：993-1000, 2000
8) 中山久徳．関節リウマチ患者の骨粗鬆症評価における大腿骨骨密度測定の重要性に関する研究．平成16年度厚生労働科学研究補助金免疫アレルギー疾患予防・治療研究事業報告書．2005
9) Fujiwara S. Performance of osteoporosis risk indices in a Japanese population. Curr Ther Res 62：586-94, 2001
10) Yilmaz L, Ozpran K, Gunduz OH, et al. Alendronate in rheumatoid arthritis patients treated with methotrexate and glucocorticoids. Rheumatol Int 20：65-9, 2001
11) Eastell R, Devogelaer JP, Peel NFA, et al. Prevention of bone loss with risedronate in glucocorticoid-treated rheumatoid arthritis patients. Osteoporosis Int 11：331-7, 2000
12) 中山久徳．関節リウマチ患者における薬物療法の効果（薬剤介入前向き試験6ヶ月成績）．Osteoporosis Jpn 15(1)：13-8, 2007

第7章 膠原病における管理と治療の実際

はじめに

　膠原病はステロイド性骨粗鬆症を惹起する原疾患の代表的な一つである。生物学的製剤の臨床応用が可能となりステロイドの減量、離脱が可能となりつつある関節リウマチと異なり、膠原病は未だステロイドが主たる治療薬であり、使用量も多く、生涯にわたって服用し続けなくてはならない。本章では、2014年改訂版ガイドラインと照らし合わせつつ、膠原病におけるガイドライン運用の実際について論じる。

1. 膠原病におけるステロイド性骨粗鬆症

1）膠原病におけるステロイド性骨粗鬆症の特殊性

　ステロイドを必要とする疾患は多いが、その中でも膠原病は特に注意を要する疾患といえる。まず、何よりもパルス療法といった超大量療法や経口プレドニゾロンで 1 mg/kg といった大量療法を行う場合があり、他疾患に比してステロイド投与量が多く、期間が長い。その後疾患活動性にあわせて漸減されるものの 5～10 mg/kg 程度の維持療法が必要となる。疾患活動性が高くなれば再び大量療法を行う必要があり、ステロイド以外の代替治療薬は少ない。多くの症例で生涯を通してステロイド療法から離脱することができない。このように他のステロイドを用いる疾患に比べて、膠原病では特にステロイドの「投与量」の影響を考慮する必要がある。ステロイド性骨粗鬆症の発症機序（図1）から推察できるように、膠原病における本症ではより長期に骨形成が抑制され続け、ステロイド投与量が増加する度に骨代謝に大きな影響があることを考慮しなくてはならない。

　また、疾患の疾患好発年齢も重要な要素となる。たとえば、全身性エリテマトーデスでは若年者から妊娠可能な年齢期の女性において発症がみられる。小児での発症もみられる。この比較的若年者でステロイド投与を行うということは、治療者にとって大きなピットフォールをつくる。まず、対象者が若年であるということから治療者自身が「骨粗鬆症」を配慮することに注意が向きにくく、患者自身も治療の必要性に気がつかない。治療前に骨量を測定しても概ね正常範囲になり、これが双方にとってさらなる油断につながる。諸外国を含め、ステロイド性骨粗鬆症に対するガイドラインやリコメンデーションの整備が急がれたのは、医療者自身に注意喚起を期すためでもある。若年者であるが故に原疾患に対するステロイド治療もより積極的になり、治療者は迷わず超大量、大量療法に踏み切る。疾患は完治するものではなく、原疾患活動性を配慮しながらステロイドの維持量を長期に用いることになる。2014年改訂版ガイドラインでも対象者は17歳以上としている。小児に対してはエビデンスが少なく、治療薬の検討も少ない。若年者故に成長、妊娠といったことにも配慮をしつつ、治療薬選択にあたっては十分なインフォームドコンセントを患者側と共有することが重要である。

　このように、膠原病におけるステロイド性骨粗鬆症は治療の特殊性からより注意深い観察と治療が要求される。

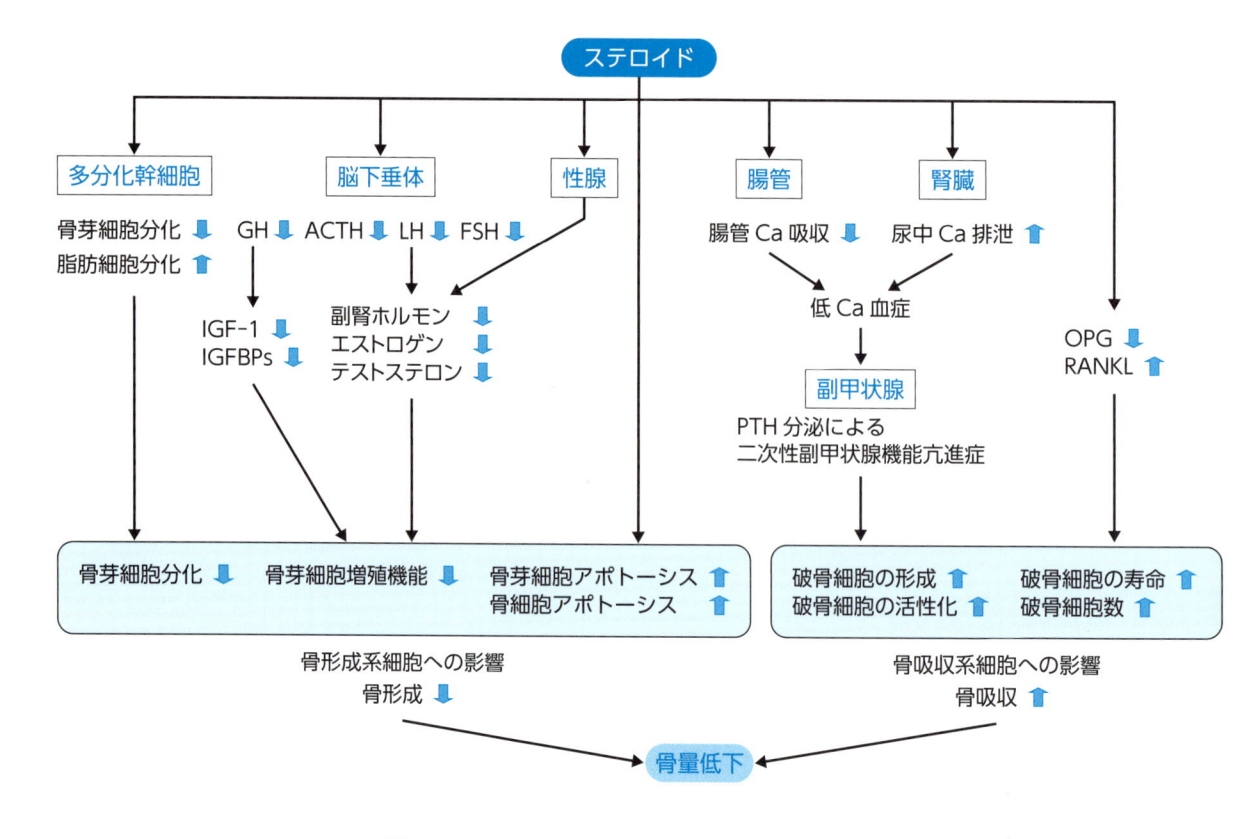

図1 ステロイド性骨粗鬆症発症機序（筆者作成）
ステロイド投与下では多方面から骨量低下となる機序が働く。特に骨形成への影響が著しい。

2）疫学あるいは頻度

　わが国では推定 200 万人にステロイドが処方されている。ステロイドを投与した場合には 2.5 mg 以下であっても骨折リスクは非投与群と同等ではなく、特に椎体骨に強く影響がある[1]。また、ステロイドを投与している症例では骨量測定上正常とされる領域であっても骨折リスクは高まっていることが報告されている[2,6]。ステロイド投与時の骨量低下は投与開始 3〜6ヶ月にはピークに達する[3]（図2）。骨粗鬆症を「骨折リスクが高まる状態」と定義するのであれば、ステロイド性骨粗鬆症の場合どのくらいの量をどのくらいの期間使用して、骨量がどのくらいになったらステロイド性骨粗鬆症が発症する、と考えるのではなく、治療者の基本的な構えとして「ステロイドを量にかかわりなく 3ヶ月程度投与する場合には骨折リスクが高まる」と考えるべきである。さらに、膠原病では初期投与量として 20 mg/日を超える量が投与される場合も少なくないが、20 mg/日を超える場合はより急激に骨折リスクが高まることも報告されている[4]（図3）。これらのことが示唆するものは、「骨折に対する一次予防の重要性」である。膠原病におけるステロイド性骨粗鬆症ではステロイドの投与当初より「ステロイド性骨粗鬆症のリスク下にある」と考え、ガイドラインに基づいて対処すべきである。

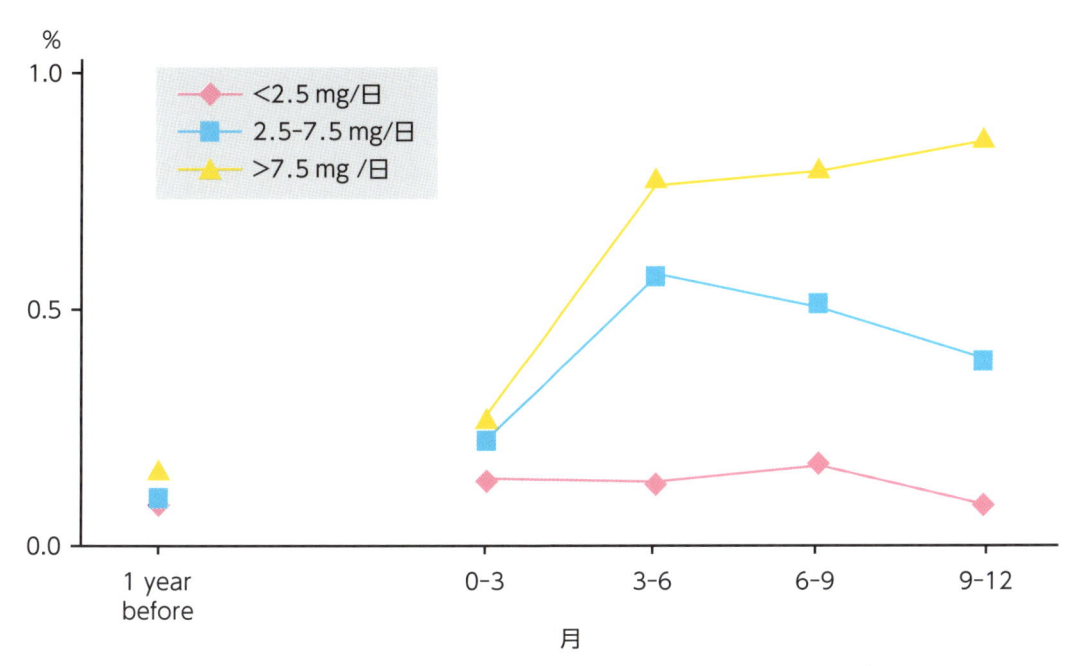

図2 ステロイド療法開始後1年における新規椎体骨折発生率[3]

ステロイド 2.5 mg を超える投与では 3～6ヶ月で新規椎体骨骨折発生率が増加している。

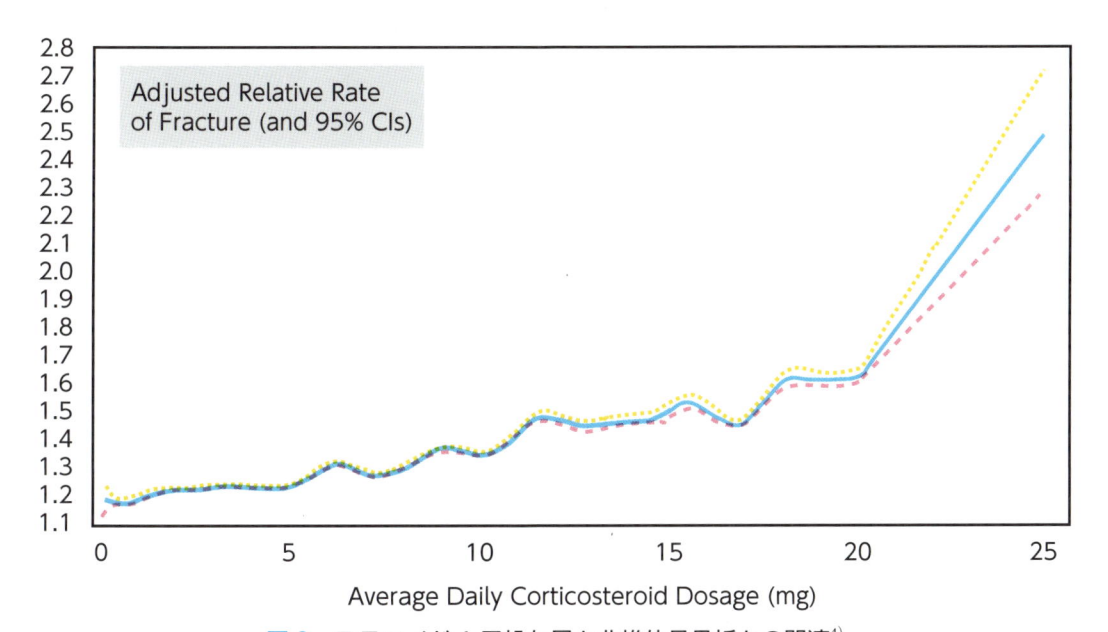

図3 ステロイド1日投与量と非椎体骨骨折との関連[4]

ステロイド投与量について骨折を起こさない安全量はない。
特に1日投与量 20 mg を超える場合はリスクの増加が多い。

2. 実際の管理

1) インフォームドコンセント

　初回治療の場合、患者は膠原病に罹患したことを受け入れがたく感じている。さらに、一般的にステロイドが「副作用の多い薬剤」としても知られているため、ステロイド治療そのもの

に心理的抵抗を示す場合も少なくない。原疾患の自覚症状があまり強くない場合は、ステロイドの副作用のみに固執するあまり治療を拒否することもある。しかしながら、膠原病ではおそらく以後の生涯においてステロイドから完全に離脱することは少ない。したがって最も重要なことはステロイド投与時にステロイド性骨粗鬆症のリスクについて十分に伝え、長期治療の必要性を十分理解させることである。一次予防の観点からも、若年であるからといって説明をおろそかにしてはならない。患者教育が行き届けばその後のフォローアップについて患者自身の協力を期待でき、転院して主治医が変更となった場合でも治療の継続が期待できる。

　ステロイド投与下では海綿骨割合の高い椎体での骨折発生率が高く、痛みをともなわない場合もある。自覚症状の有無にかかわらず定期的な評価の必要性を伝える。

　特に若い女性に対しては、原疾患のコントロールの上でもステロイド性骨粗鬆症治療計画の上でも計画的な妊娠が必要であることを伝えることを忘れてはならない。

2）単純 XP

　ガイドライン上でも既存骨折の存在はスコア 7 となり、ただちに治療対象となる。ステロイド開始前には必ず評価する必要がある。

　経過観察中は定期的な単純 XP 撮影による椎体骨変形および骨折判定が必要である。年齢にもよるが全く自覚症状をともなわない場合であっても概ね半年から 1 年に 1 度は評価を行う。なんらかの背部痛があった場合は迷わず撮影を行うことが重要であるが、骨折発生初期ではレントゲン上変形がみられない場合も少なくない。その場合は MRI による診断が役立つ。椎体骨折・変形の判定は日本骨粗鬆症学会椎体骨折評価基準（図 4）[5] が参考になる。

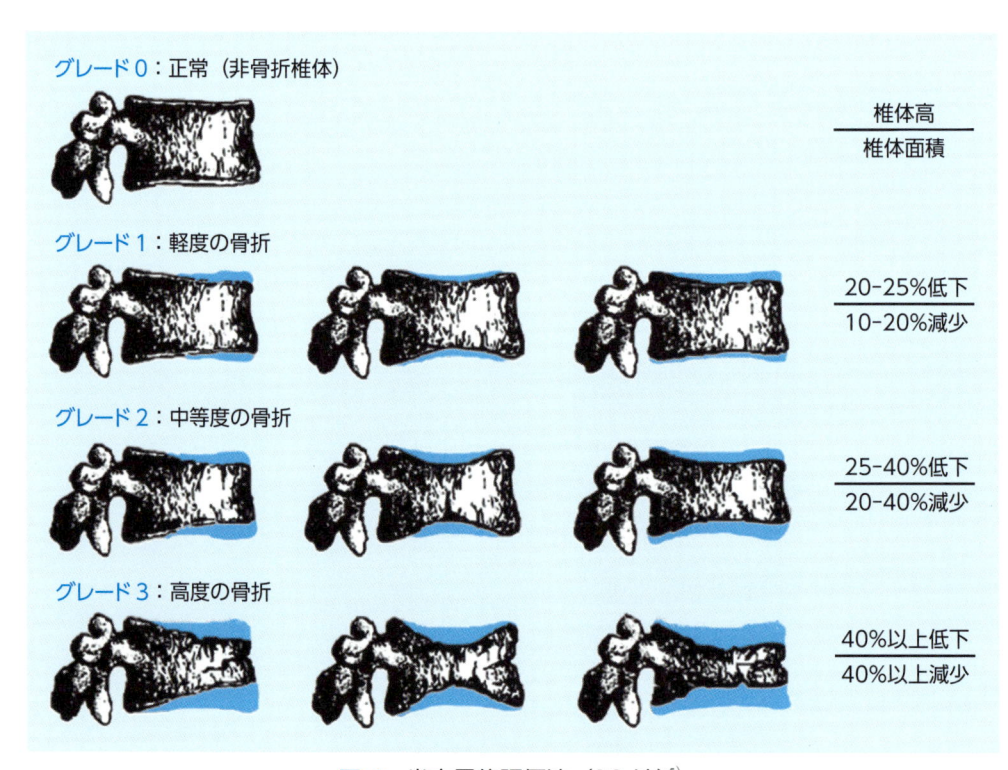

図 4　半定量的評価法（SQ 法）[5]

SQ 法は 1993 年に Genant が提唱した椎体の形態から骨折を判定する方法である。
グレード 0 から 3 までに分類し、グレード 1 以上に当てはまる場合を椎体骨折を判定する。

3）骨量測定

　　ステロイド性骨粗鬆症では高い骨量でも骨折を惹起する[6]。特に 7.5 mg 以上や 10 mg を超えるステロイド投与量のときは、正常域の骨量であってもリスクは高い。改訂版ガイドライン策定時の検討でも 2004 年度版と同様に、YAM 70％未満はただちに治療群と分類される。骨量が YAM 70～80％であっても 5 mg/日以上の投与群ではスコア 3 となり、治療が必要となる。治療開始前の状態の把握、治療薬の効果判定のために、ステロイド開始前と概ね半年から 1 年に 1 度の骨量測定が推奨される。また、自覚症状のない骨折があった場合、骨量測定のみでは一見骨量が高く見積もられる場合がある。上記単純 XP と合わせて、変形のない部分での判定が必要である。

4）年　齢

　　ガイドラインでは 50 歳未満はスコア 0 であるが、50 歳未満で骨折リスクがないということではない。筆者の検討では、50 歳未満であっても中等量以上のステロイド投与時には約 20％の新規骨折発生がみられている。ガイドライン策定の検証元データとなっている産業医科大学での一次予防試験、GOJAS study の一次予防試験データにても平均年齢は 50 歳未満であったが大量ステロイド投与時には骨折発生が観察されている。

　　65 歳以上はガイドライン上スコア 4 となり、ただちに治療群である。筆者らの検討でも 65 歳以上では 2 年間に 65％の新規椎体骨折がみられた。骨量が高いといって治療に躊躇してはならない。

5）骨代謝マーカー

　　ガイドラインでは治療決定に骨代謝マーカーは採用していない。病態を知る上で、または治療効果の判定について、個々の症例についてフォローすることについては役立つと思われる。しかし、その値については患者の年齢、原疾患およびステロイド投与量の変化そのものが骨代謝マーカーに影響することを考慮しなくてはならず、解釈については未だ確立してはいない。保険適応の観点からも頻回に測定はできない。

　　いわゆる骨代謝マーカー計測とは別に、ステロイド投与時には尿中へのカルシウム排泄が高くなる。血中カルシウム値、尿中カルシウム値は定期的な測定が必要である。

6）FRAX®

　　膠原病でしばしばみられる閉経前女性や 40 歳未満の男性は FRAX®（第 11 章参照）の対象外である。大量ステロイド投与時のリスクは先に述べたとおりであるが、FRAX® ではステロイド投与量の入力欄がなく、また使用期間についても入力欄はなく、膠原病においては過小評価となる可能性がある。筆者らの検討でも、30 mg を超える群では FRAX® での主要骨粗鬆症性骨折の値が 10％未満であっても 2 年以内に椎体変形を起こす症例がみられている。このような理由から今回の改訂版ガイドラインでは FRAX® によるリスク評価は採用していない。しかしながら、FRAX® にて高いリスク判定となった症例については高い骨折リスクが存在するとして、治療開始には参考にできる。

7）カルシウム、ビタミンDの補充

　臨床研究ではカルシウム、天然型ビタミンDが補充された上での治療薬効果が判定されている。わが国ではこれらの栄養素の不足が指摘されており、ステロイド投与下ではさらに腸管からのカルシウム吸収の低下、腎尿細管からのカルシウム排泄の亢進がみられるため、より不足状態に陥っていると考えられる。したがって、これらの補充が必要である。しかし、活性型ビタミンDの投与は尿細管からのカルシウム排泄が高まるため、尿路結石のリスクがある。投与時には尿中カルシウムのモニタが必要である。

8）運動療法、ライフスタイルの指導

　ガイドラインでは原発性骨粗鬆症の指導に準じるように記載されているが、膠原病をともなっている場合は、あくまでも原疾患の治療と生活指導が優先される。全身性エリテマトーデスは日光過敏があるために積極的な日光浴は推奨できない。また、多量ステロイド投与によるミオパチーなどがある場合は転倒リスクそのものが高まっているので積極的な運動療法は推奨されない。原疾患活動性が落ち着いている場合には、程度に合わせた運動は勧められる。対象患者の年齢、原疾患の活動性、全身状態、骨折リスクを配慮して個別に指導する必要がある。

3．治　療

　ガイドラインにのっとった処方が推奨される。第一選択薬はアレンドロネート、リセドロネートであるが、これらが使用できない場合に代替薬を投与する。個々の薬剤については第5章を参照されたい。ここでは膠原病にともなう問題点について述べる。

1）妊娠、授乳とビスホスホネート

　リセドロネート、ミノドロン酸、イバンドロネートの添付文書では妊娠または妊娠している可能性のある婦人は投与禁忌としている。アレンドロネートでは少数例で妊娠初期における投与例の検討があり[7]、治療上の有益性が危険性を上回ると判断される場合には投与について考慮することができる。いずれにせよ、積極的な投与が推奨されるものではないので、ビスホスホネート投与時に偶発的な妊娠が発覚した場合にはただちに投与を中止し、出産後2ヶ月程度は胎児の血中カルシウムのフォローアップが推奨される[8]。

　2008年までのレビューでは、妊娠前あるは妊娠中にビスホスホネート製剤の投与例が51例あったが、児の奇形や骨格異常はなかったとしている[9]。

　母親が長期にビスホスホネート服用後に母乳にて子育てを行った際に、児に生後2ヶ月時に軽度の低カルシウム血症がみられたことが報告されているが、5ヶ月後には正常となり、骨への影響はなかったとしている[10]。

　将来の妊娠の可能性のある若い女性について、ビスホスホネートは投与しずらい薬物とされているが、これについて今後もエビデンスの確立は困難である。現時点でも、症例報告、症例シリーズでの報告のみしか存在しない。確固たるエビデンスが存在しない以上、個別の症例ごとに丁寧なリスクの説明とインフォームドコンセントが必要となる。

2）ビスホスホネート関連顎骨壊死（Bisphosphonate-Related Osteonecrosis of the Jaw, BRONJ）

　ビスフォスホネート関連顎骨壊死検討委員会から発表されているポジションペーパーを参考に対応する[11]。ステロイド投与下でビスホスホネート単独投与よりBRONJ発症率が高いとの報告はない。膠原病ではシェーグレン症候群の合併がみられることがあるが、唾液の分泌低下によりう歯の発生が多い。生活指導の際に口腔ケアや定期的な歯科受診を勧め、早期発見に努める必要がある。

4. 治療の継続

　ステロイド投与中は綿密なフォローが必要である。原疾患活動性によりステロイド投与量は常に必要最低限にとどめ、骨折リスクを定期的に評価する必要がある。原疾患の活動性が低下し幸いにステロイド投与中止が可能であった場合でも、ステロイド中止後骨折リスクは徐々に低下していくものの、ステロイド非投与群と同じレベルになるには中止後2年は要する。骨量が十分あっても原発性に比して骨折リスクが高いこと、年齢との関連を考慮し、安易な骨折予防治療の中断は控えるべきと思われる。2013年にイギリスから経口ビスホスホネート治療中断のガイドラインが出されているが、医療経済を重要視した指針になっている。このガイドラインにおいても、7.5 mg/日以上の経口ステロイド服用中であれば、ビスホスホネートを中断すべきではないとしている（図5）[12]。

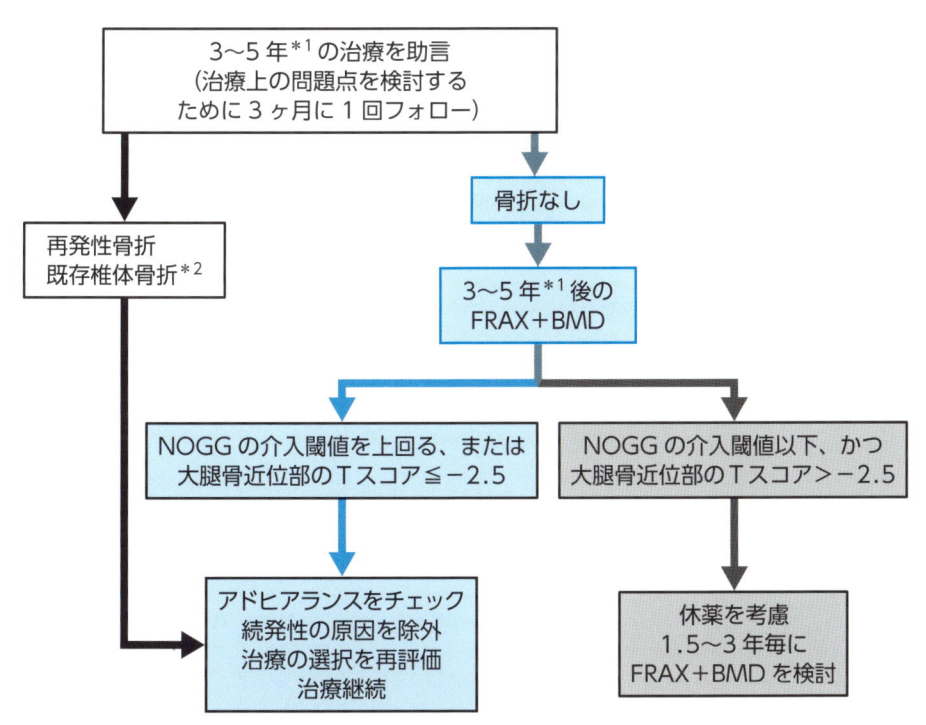

```
                3〜5年*1の治療を助言
              （治療上の問題点を検討する
                ために3ヶ月に1回フォロー）
                          │
                          ▼
                       骨折なし
                          │
                          ▼
                    3〜5年*1後の
                    FRAX＋BMD
                    ┌─────┴─────┐
                    ▼           ▼
        NOGGの介入閾値を上回る、  NOGGの介入閾値以下、かつ
   再発性骨折    または          大腿骨近位部のTスコア＞−2.5
   既存椎体骨折*2  大腿骨近位部のTスコア≦−2.5
        │           │           │
        ▼           ▼           ▼
        アドヒアランスをチェック   休薬を考慮
        続発性の原因を除外        1.5〜3年毎に
        治療の選択を再評価        FRAX＋BMDを検討
        治療継続
```

*1　ゾレドロン酸は3年、その他のビスホスホネートは5年
*2　経口のビスホスホネート使用例では以下の条件があれば治療継続
　　・75歳を超す
　　・既存大腿部近位部骨折
　　・7.5 mg/日以上の経口ステロイド使用中

図5 UK National Osteoporosis Guideline Group update 2013（文献12より引用改変）
　　　ビスホスホネート製剤の継続について
　　　7.5 mg/日以上の経口ステロイド使用中の場合は継続治療を勧めている。

おわりに

　アメリカリウマチ学会が2010年にステロイド性骨粗鬆症に対するリコメンデーション[13]を改訂している。その後の検討では、年間150万人がステロイド加療を受け、その半分にリコメンデーション上加療が必要と判断されたと報告した。しかしながら、実際に治療薬が投与されていたのは30％であったとしている[14]。わが国でも改訂版ガイドラインが策定されたが、これまで以上のより積極的な使用が望まれる。

文　献

1) van Staa TP, Leufkens HGM, et al. Use of oral corticosteroids and risk of fractures. J Bone Miner Res 15(6)：993-1000, 2000
2) van Staa TP. The pathogenesis, epidemiology and management of glucocorticoid-induced osteoporosis. Calcif Tissue Int 79(3)：129-37, 2006
3) Lane NE, Lukert B. The science and therapy of glucocorticoid-induced bone loss. Endocrinol Metab Clin North Am 27：465-83, 1998
4) van Staa TP, et al. Oral corticosteroids and fracture risk：relationship to daily cumulative doses. *Rheumatology*. 2000；39：1383-9, by permission of Oxford University Press.
5) 日本骨形態計測学会，日本骨代謝学会，日本骨粗鬆症学会，日本医学放射線学会，日本整形外科学会，日本脊椎脊髄病学会，日本骨折治療学会，椎体骨折評価委員会．椎体骨折評価基準（2012年度改訂版） Osteoporosis Jpn 21(1), 2013
6) 田中郁子，大島久二．ステロイド性骨粗鬆症の診断と治療に関する縦断研究：診断・治療指針への予備的検討．Osteoporosis Jpn 11：11-4, 2003
7) Ornoy A, Wajnberg R, Diav-Citrin O. The outcome of pregnancy following pre-pregnancy or early pregnancy alendronate treatment. Reprod Toxicol. 2006 Nov；22(4)：578-9. Epub 2006
8) Stathopoulos IP, Liakou CG, Katsalira A, et al. The use of bisphosphonates in women prior to or during pregnancy and lactation. Hormones 10：280-91, 2011
9) Does treatment with bisphosphonates endanger the human pregnancy? Djokanovic N1, Klieger-Grossmann C, Koren G. J Obstet Gynaecol Can. 2008 Dec；30(12)：1146-8.
10) Hassen-Zrour S, Korbaa W, Bejia I, et al. Maternal and fetal outcome after long-term bisphosphonate exposure before conception. Osteoporos Int 21：709-10, 2010
11) Bisphosphonate-Related Osteonecrosis of the Jaw：Position Paper from the Allied Task Force Committee of Japanese Society for Bone and Mineral Research, Japan Osteoporosis Society, Japanese Society of Periodontology, Japanese Society for Oral and Maxillofacial Radiology and Japanese Society of Oral and Maxillofacial Surgeons. J Bone Miner Metab 28, 2010
12) Compston J, Bowring C, Cooper A, et al. National Osteoporosis Guideline Group. Diagnosis and management of osteoporosis in postmenopausal women and older men in the UK：National Osteoporosis Guideline Group (NOGG) update 2013. Maturitas. 2013 Aug；75(4)：392-6. doi：10. 1016/j. maturitas. 2013
13) Grossman JM, Gordon R, Ranganath VK, et al. American College of Rheumatology 2010 recommendations for the prevention and treatment of glucocorticoid-induced osteoporosis. Arthritis Care Res (Hoboken). 2010 Nov；62(11)：1515-26. doi：10. 1002/acr. 20295. Epub 2010 Jul 26
14) Overman RA, Toliver JC, Yeh JY, Gourlay ML, Deal CL. U. S. adults meeting 2010 American College of Rheumatology criteria for treatment and prevention of glucocorticoid-induced osteoporosis. Arthritis Care Res (Hoboken). 2014 Apr 9. doi：10. 1002/acr. 22346

第 8 章 呼吸器、消化器、血液疾患などの内科疾患における管理と治療の実際

はじめに

　ステロイド薬を使う疾患は多岐にわたっており、本書の対象であるステロイド性骨粗鬆症への対応は重要である。リウマチ・膠原病治療の分野では、従来からステロイド薬に頼るところが大きいため、ステロイド性骨粗鬆症発生頻度は高く骨粗鬆症の治療に積極的に取り組まれてきている。一方、それ以外の分野の領域における一時的なステロイド薬使用例や少量使用例では、骨粗鬆症に対する取り組みは必ずしも十分とは言えない。

　本章では、呼吸器、消化器、血液疾患などの内科疾患における管理と治療の実際について、この分野の医療関係者に対し文献的データに基づいて現状と対策を紹介し、ステロイド性骨粗鬆症に対する認識と治療への取り組みの気持ちを新たにしてもらい、わが国における適切なステロイド性骨粗鬆症治療の波が広がることを願うものである。

1. 呼吸器疾患

　さまざまな呼吸器疾患において、ステロイドはさまざまな剤型で用いられる（表 1）。

1）気管支喘息とステロイド治療

　吸入ステロイドは喘息のコントロールには大なる効果があり、経口ステロイドを減らす効果もある。しかし、高用量で長期の使用は骨粗鬆症を招きやすい。したがって患者は喘息を適切にコントロールできるため最少量のステロイドを使うべきであり、高用量の吸入ステロイドが必要な患者は、骨粗鬆症予防のための方法を考えておく必要がある[2,3]。

表 1　呼吸器疾患におけるステロイド使用の概要[1]

ステロイド使用量 （使用法）	対象疾患
少量・低用量（経口）	気管支喘息の小発作、重症難治性喘息の日常管理
中等量（経口）	特発性器質化肺炎（COP）、二次性 OP、慢性好酸球性肺炎、サルコイドーシス
高用量（経口）	間質性肺炎（IP）の急速進行例、難治性のアレルギー性肉芽種性血管炎、ウェゲナー肉芽種症
静脈内点滴投与	気管支喘息発作時、重症肺炎（ニューモシスチス肺炎など）（少量から中等量）
ステロイドパルス療法	IP の急性増悪、急性進行性 IP、肺胞出血など
吸入投与	気管支喘息のコントロール、慢性閉塞性肺疾患（COPD）、肺気腫

＊COP (Cryptogenic organizing pneumonia), OP (organizing pneumonia),
　IP (Interstitial pneumonitis), COPD (Chronic obstructive pulmonary disease)

2) 慢性閉塞性肺疾患（COPD）の全身的影響と骨粗鬆症について

　COPD 患者では、加齢、運動不足、喫煙、低栄養、ステロイド治療など、骨粗鬆症のリスクが重なっている。腰椎圧迫骨折などを併発すると、長期間にわたる安静臥床が必要となり、患者の QOL は著しく低下する。治療としては、骨密度を参考にしながら、ビスホスホネート製剤を投与することが推奨されている。禁煙や運動療法、食事療法も症例により併用すべきと考えられる。表2にあるように、COPD のみでも骨粗鬆症の危険因子になっていることを知った上で対策を考える必要がある[4]。Farrukh Iqbal らは、COPD の場合、ステロイド使用の有無にかかわらず骨密度スクリーニング測定は行っておくべきと述べている[5]。

表2　日本人 COPD 患者 336 名の全身性併存症の頻度[6]

併存症	罹患率（%）
胃食道逆流	34
不安	7
うつ	10
骨粗鬆症	18
高血圧	36
糖尿病	15
脂質異常症	17
高尿酸血症	8
冠動脈疾患	13
慢性心不全	8
不整脈	11
脳梗塞	7
消化性潰瘍	8

3) COPD におけるステロイド薬の位置づけ

　吸入ステロイド薬（ICS: inhaled corticosteroids）は、長期的な使用による全身的な影響としては、骨粗鬆症、骨折頻度の増加、皮膚炎などが挙げられている。喘息合併の COPD は、ICS の投与が基本治療となる。

　経口ステロイド薬は、安定期の投与には有益性がなく、逆にステロイドミオパチーなどさまざまな副作用を引き起こすリスクが高いため、現在は推奨されない。増悪時を除き、ステロイド薬による長期間の全身投与は避けるべきとされているため、この点では骨粗鬆症への影響が避けられている。

2. 消化管および肝疾患

　さまざまな消化管・肝疾患でステロイドは使用されており、主なものは以下のとおりである。
1. 潰瘍性大腸炎
2. クローン病
3. 自己免疫性肝炎

1) 炎症性腸疾患（IBD：Inflammatory Bowel Disease）

　IBD患者は若年者が多いにもかかわらず、カルシウム吸収低下、ビタミンD吸収不良、運動・活動性の低下や無月経などの骨量低下の危険因子を有し、小腸切除後では骨粗鬆症が頻繁などの問題が指摘されている。この状況下でステロイド薬による治療が導入されるとステロイド性骨粗鬆症発症の危険性が懸念されるため、可及的にステロイドを少量にし、短期に終了することを目指し、生物学的製剤を使用することなどが提唱されている。ステロイド性骨粗鬆症発生の場合には、生活スタイルの改善（煙草の中止、アルコール節制、体重減量のための運動）、カルシウムやビタミンDの補充に努め、適応があればビスホスホネートを使用する[7,8]。

2) 肝疾患における骨粗鬆症

　肝疾患において、特に慢性胆汁うっ滞や末期の肝硬変例では骨折の危険をともなうような骨粗鬆症の合併は一般的とされ、次のような場合には骨密度の測定が推奨されている（表3）。このように肝疾患においても骨粗鬆症につながる基礎的病態があるため、さらにステロイド薬治療に入る場合には、ガイドラインに沿った監視が必要になる[9,10]。

表3　肝疾患における骨密度測定の推奨対象病態

Previous fragility fractures
Glucocorticoid therapy (>3 month; >5 mg/d prednisone)
Chronic cholestasis
PBC at diagnosis
Patients with cirrhosis
Before and after liver transplantation
Alcohol abuse
Low BMI
Male hypogonadism
Premature menopause and secondary amenorrhea
Postmenopausal and other risk factors for osteoporosis

3) 自己免疫性肝炎（AIH）

全国調査からみたAIHに対する治療の現状は以下のとおりである[11]。
1. ステロイドが3/4の症例に用いられており、有効率は90％を超える。
2. ステロイドの初期投与量は30〜40 mg/日が7割を占める。維持量は5 mg/日が最も多く、10 mg/日以下の症例が7割を占める。
3. ウルソデオキシコール酸（UDCA）が6割の症例に用いられていた。その多くはステロイドと併用されていた。
4. 免疫抑制剤であるアザチオプリンは約5％の症例に使用されており、90％以上はステロイドとの併用であった。

最近増加している特殊な病態は以下のとおりである。
1. 急性肝炎
　治療は主にステロイド治療が行われており、重症例ではステロイドパルス療法も行われている。

2. IgG4 関連 AIH

通常の AIH と同様に、ステロイドが奏功する。

以上のように、本疾患に対する治療は、ステロイドとの関連が特に強く、年単位での長期投与が必要であるため、種々の副作用に注意する必要がある。ステロイド性骨粗鬆症を併発する可能性のある治療を始めるにあたっては、骨密度を測定した上で、ガイドラインに従うことが望ましい。

3. 血液疾患

さまざまな血液疾患でステロイドは使用されており、以下に主なものを示す。

1. 血液悪性腫瘍
   a) 悪性リンパ腫
   b) 多発性骨髄腫
2. 血液自己免疫疾患
   a) 特発性（自己免疫性）血小板減少性紫斑病
   b) 自己免疫性溶血性貧血
3. 血栓性血小板減少性紫斑病
4. 血球貪食症候群

これらの中でステロイド薬を大量で長期に使用するもの、少量でも長期に使用するものについてはガイドラインに沿った対策を考えるべきである。

1）多発性骨髄腫

本疾患は、骨髄腫細胞が RANKL レセプターの活性化などを通して、骨破壊を促進したり、骨吸収を亢進させるようなメカニズムがあり、原病自身の治療が優先されるが、ビスホスホネート製剤の使用も検討されている[12,13]。

2）特発性（自己免疫性）血小板減少性紫斑病（ITP: Immune Thrombocytopenic Purpura）

Nomura らは、ITP 患者におけるステロイド薬の骨量に対する影響を分析し、骨量減少レベルがステロイド非投与群で 28.6％、投与群で 66.7％であり、ステロイド薬投与群で有意に低下している結果を得ている。さらにステロイド総投与量や 1 日投与量と骨量低下との間にも有意な相関を認め、ガイドラインに沿った対策を進めている[14]。

おわりに

今回取り扱った分野でもステロイド薬を使用する疾患が多岐にわたっており、原疾患の治療を優先することはもちろんであるが、同時に各疾患の予後をも左右しかねないステロイド薬による副作用に対しても十分な配慮が必要である。そのためには、各分野において可及的にステロイド薬の減量を目指すよう努力することも一方法である。たとえば IBD のように生物学的製剤の使用が可能な分野では積極的にこれを使用しステロイド薬の量を減らすことができよ

う。ステロイド性骨粗鬆症に関しては、腰椎圧迫骨折などの併発で原病自体の予後が不良となることもあり、ステロイド薬使用予定者はあらかじめ骨密度を測定しておき、治療が必要な状況下においてはガイドラインに沿った骨粗鬆症に対する対応が必要となる。

文献

1) 山本一彦編集．改訂版ステロイドの選び方・使い方ハンドブック．羊土社．2011
2) Wong CA, Walsh LJ, Smith CJP, et al. Inhaled corticosteroid use and bone-mineral density in patients with asthma. The Lancet 355 : 1399-403, 2000
3) Ebeling PR, Erbas B, Hopper JL, et al. Bone mineral density and bone turnover in asthmatics treated with long-term inhaled or oral glucocorticoids. J Bone Miner Res 13 : 1283-9. 1998
4) 日本呼吸器科学会COPDガイドライン第4版作成委員会編．COPD（慢性閉塞性肺疾患）診断と治療のためのガイドライン第4版．メディカルレビュー社．2013
5) Iqbal F, Michaelson J, Thaler L, et al. Declining bone mass in men with chronic pulmonary disease. Chest 116 : 1616-24, 1999
6) 仲村秀俊，金澤實．COPDによる全身性の影響．Medical Practice 31(4) : 595, 2014
7) Pigot F, Roux C, Chaussade S, et al. Low bone mineral density in patients with inflammatory bowel disease. Digestive Disease and Sciences 37(9) : 1396-403, 1992
8) Lidofsky S, Smith J, et al. Glucocorticoid-induced osteoporosis in inflammatory bowel disease. Medicine & Health/Rhode Island 92(4) : 128-30, 2009
9) Guanabens N, Pares A. Management of osteoporosis in liver disease. Clinics and Research in Hematology and Gastroenterology 35 : 438-45, 2011
10) Yadav A, Carey EJ. Osteoporosis in chronic liver disease. Nutr Clin Pract 28 : 52-64, 2013
11) 厚生労働省「難治性の肝・胆道疾患に関する調査研究」班編集．自己免疫性肝炎（AIH）の診療ガイド．文光堂．2011
12) 安倍正博．血液学から見た骨代謝．Clinical Calcium 23(9) : 1271-7, 2013
13) Terpos E, Sezer O, Croucher PI, et al. The use of bisphosphonates in multiple myeloma : recommendations of an expert panel on behalf of the Europian myeloma network. Annals of oncology 20(8) : 1303-17, 2009
14) Nomura S, Kurata Y, Tomiyama Y, et al. Effects of bisphosphonate administration on the bone mass in immune thrombocytopenic purpura patients under treatment with steroids. Clin Appl Thromb Hemost 16(6) : 622-7, 2010

第 9 章　高齢者における管理と治療の実際

はじめに

　骨粗鬆症に対する治療薬の種類が多くなり、同時に間歇投与や注射剤など、投与方法も比較的自由に選択できるようになった。そのため、一般診療所においても骨粗鬆症に対する薬物治療を受けている高齢者も増えてきた。特に、大腿近位部の骨折を防止するために有効なビスホスホネートの投与がかなり一般化し、副腎皮質ステロイド投与中の患者に骨粗鬆症に対する投薬が開始されている。副腎皮質ステロイド投与者に対する骨粗鬆症治療については、骨折防止に効果のある薬剤が示され[1]、すでに10年以上経過している。その間、ステロイド性骨粗鬆症に関する新しい臨床データが蓄積され、新たな治療薬剤を利用できるようになったこともあり、ガイドラインが改訂された[2]。しかし、海外のガイドライン[3]を含め、これまで公表されているガイドラインには、閉経後女性や50才以上の男性に関する記載は多いが、高齢者に関する記載は限定的である。

　若年者の骨粗鬆症治療においては、発育や妊娠に対する特別な配慮が必要であるのと同様に、高齢者にも、転倒、ビタミンD欠乏など臨床的特徴があり（表1）、特別な配慮が必要であり、副腎皮質ステロイドを投与されている高齢者においては骨折危険性、特に大腿骨近位部の骨折の危険性があり、非高齢者よりも積極的な治療が必要である。たとえば、高齢者においては栄養状態や薬物吸収、服用遵守、さらには身体合併症や多剤服用など、非高齢者とは違った問題があり、どの薬剤を優先して投与するかなど、骨折防止のために特別な配慮が必要である（表2）。

表1　高齢者骨粗鬆症の臨床的特徴

病　態
骨密度の割に骨折頻度が高い
骨折発生に骨密度以外の要因が関与
病態に個人差があり、骨代謝の分布幅が広い
ビタミンD欠乏の頻度が高い
腎機能低下のため、骨代謝マーカーの評価に注意が必要
筋肉量が少ないため、尿中骨代謝マーカーが高目に表示される
診　断
大腿近位部骨密度の測定が好ましい
骨折危険性評価にFRAX®が利用困難
低蛋白血症のため、補正カルシウムによる評価が必要
治療・予防
転倒防止など、骨密度増加以外の対策も必要
骨折頻度が高いので、治療による経済効率は良い
物忘れ、独居などの服薬順守困難要因がある
多剤服用、寝たきりのため、薬剤選択に制限がある
低体重のため、相対的に投与量が多くなる可能性がある

表2　副腎皮質ステロイド服用中の高齢骨粗鬆症患者における治療のポイント

初回投与時
副腎皮質ステロイド投与量が少量でも、骨粗鬆症治療を考慮
大腿近位部骨折防止効果のある薬剤を第一選択
強力な骨吸収抑制剤を投与する場合は、歯科チェックが推奨
服薬遵守困難であれば、服用頻度の少ない薬剤/注射薬が推奨
ビタミンD補充が推奨
重複投与に注意
長期骨吸収抑制剤投与の場合
定期的な口腔内ケアー（場合によっては歯科受診）
ビタミンD服用者には定期的な補正カルシウムおよび尿中カルシウムチェック
可能なら、骨形成マーカーのチェック

1. 高齢者骨粗鬆症の特徴と治療の原則

　高齢者の大腿近位部骨折はQOLのみならず生命予後も悪化させるが、骨粗鬆症治療による骨折防止効率が良く、医療経済的に効果が優れている。ただし、大腿骨近位部骨折に有効な薬剤を定期的に服用する必要がある。しかし、高齢者は多病のため複数の薬剤を服用し、物忘れのため薬剤管理が困難な場合も多く、服用回数の少ない薬剤を選択するのが原則である。月1回程度の服薬であれば、家族の協力や介護保険を利用した薬剤管理も可能であることから、服薬管理が困難な症例では、月1回の経口剤、あるいは注射剤を第一選択とする。

　高齢者は、栄養状態が悪く、ビタミンD活性化に重要な腎機能低下の頻度が高く、施設入所の日本人ではビタミンD欠乏の頻度の高いことがレビューとしてまとめられている[4]。そのため、高カルシウム血症や高カルシウム尿症のないことが確認できれば、ビタミンDを補充する。また、大腿骨近位部に有効な薬剤が投与できない場合、椎体骨折に有効なその他の治療薬（図1）を投与する。

　高齢者は複数の医療機関に通院するため、重複投与の可能性がある。したがって、骨粗鬆症に対する治療を他の医療機関で受けているかどうか十分に問診する必要がある。患者が主治医に気兼ねをして、他の医療機関にかかっていることを言わない場合もある。さらに、月1回、あるいは6ヶ月に1回の注射薬については、患者が骨粗鬆症に対する治療と認識していない可能性もあり、重複投与にならないように注意を要する。特に、活性型ビタミンDは高齢者に安易に投与される傾向にあり、重複投与の可能性が高く、確認のためには、血清カルシウムや、尿中カルシウム排泄をチェックする必要がある（表2）。

2. いつ投与を開始するか

　ステロイド性骨粗鬆症では骨質の劣化があるため、骨密度の割に骨折危険性が高く、また、副腎皮質ステロイド投与早期の骨密度減少が大きいことから[5]、ステロイド投与開始時から積極的に対応する必要がある。特に、ステロイド性骨粗鬆症が医原性疾患であり、積極的な治療により高い骨折防止率があることから、治療開始時期が遅くなり、骨折が発生した場合は、医

```
経口ステロイド3ヶ月以上投与
    (予定も含む)
         ↓
   危険度：年齢≧65
         ↓
     スコア=4点
         ↓
       治療  →    アレンドロネート
         ↓           リセドロネート
    治療中の評価         ↓
    骨形成チェック*2   テリパラチド
    骨密度チェック*3   イバンドロネート      デノスマブ  *1
    カルシウムチェック*4 アルファカルシドール  エルデカルシトール
                  カルシトリオール
```

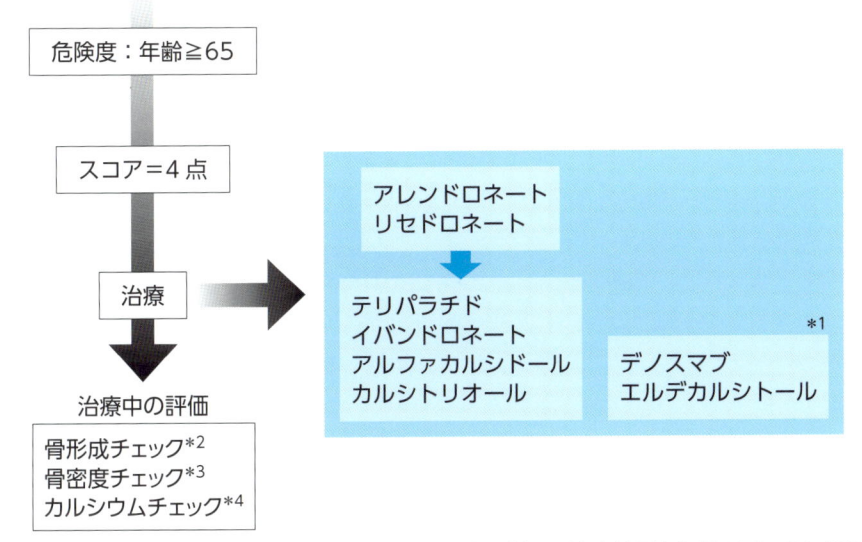

*1 ガイドラインには記載されていないが、原発性骨粗鬆症に対する治療効果や海外のデータからは、有効性が期待できる。
*2 骨形成マーカーが正常基準下限以下に長期持続する場合、一時的な薬剤変更も考慮。
*3 骨密度評価は腰椎骨密度が理想であるが、変形などで評価困難な場合は、大腿骨頸部の骨密度で評価。
*4 ビタミンDを投与する場合は、2～3ヶ月ごとに尿および血液のカルシウムを測定。

図1　高齢副腎皮質ステロイド投与患者の骨粗鬆症治療（案）（ガイドライン[2]を参考に、筆者が作成）

療訴訟の対象となる可能性も考えられる。

　高齢ステロイド性骨粗鬆症患者においては骨折危険性が極めて高く、今回の改訂版ガイドライン[2]に従うと、経口ステロイド投与を3ヶ月以上受けている、あるいは受ける予定の65歳以上の症例のスコアは、骨折の既往や副腎皮質ステロイドの投与量、あるいは骨密度に関係なく4点となり、薬物治療開始基準を満たす（図1）。すでに、海外のガイドラインでも、70歳以上の患者が3ヶ月以上の副腎皮質ステロイド投与を受けている、あるいは受ける予定があれば、低骨密度などの骨折リスク評価なしで治療が必要とされている[6]。

3．どの薬剤を選択するか

　改訂版ガイドラインでは、アレンドロネートやリセドロネートが推奨され、これらの投与が困難な場合はイバンドロネート、活性型ビタミンD、テリパラチド（毎日注射）が推奨されている（図1）。高齢者においては、週1回の服用であっても空腹状態で決められた日に定期的に服用することは困難なことも多く、寝たきりに近い患者もあることから、月1回のアレンドロネート、あるいはリセドロネートを投与する。これらの投薬が困難な場合には、イバンドロネートの副腎皮質ステロイド投与にともなう椎体骨折防止効果が報告されていることもあり[7]高齢者への投与を検討する。

　平均56～57歳のステロイド性骨粗鬆症を対象としたテリパラチドによる治療は、アレンドロネートよりも腰椎骨密度増加や椎体骨折防止効果に優れてはいるものの、高齢者における検

討はなく[8]、高齢者で問題となる大腿近位部における骨折防止効果はビスホスホネートには劣ると考えられる[9]。また、自己注射であり、治療費が高価で、投与期間の制限も、高齢者への投与には推奨しにくい。週1回のテリパラチドについてはステロイド性骨粗鬆症の骨折防止効果があるかどうかは不明である。

　高齢者にはビタミンD欠乏者が多く、骨吸収抑制剤にともなう二次性副甲状腺機能亢進症防止のためにも活性型ビタミンDの併用効果は期待できる。しかし、単独で大腿近位部骨折防止効果を期待するには無理がある。原発性骨粗鬆症に対するエルデカルシトール効果はアルファカルシドールを上回ることから、尿中カルシウム排泄が基準内であれば、エルデカルシトールの方が推奨される。

　デノスマブは、アレンドロネートよりも腰椎とともに大腿近位部の骨密度の増加も大きい[9]。新しいガイドライン作成時に十分な科学的根拠がないため評価が見送られたデノスマブは、6ヶ月ごとの投与であり、通院困難、あるいは薬剤管理が困難な高齢者には使いやすく、高齢者に問題となる大腿近位部の骨密度増加に優れていることから、重複投与の危険性が除外できるのであれば、高齢のステロイド性骨粗鬆症患者においても骨折防止効果が期待できる。

4. 治療有効性判定および副作用の評価

　改訂版ガイドラインでは、副腎皮質ステロイド服用者においては、骨折リスクが高くない場合でも、新規骨折発生の有無や骨密度に対する効果を定期的に評価することが推奨されている。治療の有効性判定、あるいは経過観察は腰椎骨密度による評価が理想である。しかし、高齢者では腰椎変形のため評価困難なことが多く、見かけ上、骨密度が高めに表示される可能性があり、大腿骨骨密度による評価が必要である[10]。しかし、ビスホスホネートやテリパラチド治療では、大腿近位部骨密度増加があまり期待できず、症例単位では有効性を短期間に評価するのが困難である。ただ、デノスマブによる治療では大腿骨骨密度、特に皮質骨の増加が大きいことから[11]、骨密度の増加が認められる可能性は高い。

　副腎皮質ステロイド服用者に対するガイドラインの順守率は23.3%にとどまるとは言うものの、高齢者の薬剤順守率は高くなる[12]。最近の骨粗鬆症に対する啓発や副腎皮質ステロイド服用者の骨折に対する病識の高まり、さらには、種々の治療薬が利用できるようになり、高齢ステロイド服用者の服薬順守率は高くなりつつあると考えられる。したがって、治療中断の可能性よりも、長期に投薬を継続した場合の問題点についても考える必要がある。

　骨粗鬆治療薬長期服用による問題点としては、薬剤の多くが骨代謝を抑制することである。副腎皮質ステロイドによる直接の骨芽細胞抑制のみならず、骨吸収抑制剤にともなう二次的な骨形成抑制により、骨折治癒遷延などの問題が発生する可能性も考えられる。しかし、どの程度まで骨代謝を抑制可能であるかについては明らかではない。また、ステロイド性骨粗鬆症に対する強力な骨吸収抑制治療が、骨折発生時の治癒を遷延するとの明確な証拠はないが、骨形成が基準下限になるような状態が長期に続いた場合、治療継続については検討の余地がある。その検討には、骨形成マーカーの値も参考にできると考える。健康保険の適用が厳しい地域においては、総ALPを測定し、下限値に達した場合、治療の継続による問題と骨折発生時のリスクを考慮し、患者と十分に説明した上で、治療薬の継続あるいは変更を決定すべきであろう。今のところ、ステロイド性骨粗鬆症に対する有効性が科学的に明らかにされているのは、副腎

皮質ステロイド投与期間が3年程度までであり、それ以上の長期にわたる骨折防止効果については、十分なエビデンスがあるとはいえない。したがって、3年以上の長期にわたる治療を継続するかどうかについても、骨折の危険性も考慮しながら、副腎皮質ステロイド投与の主治医とも十分に相談し、治療方針を決定する必要がある。

　高齢者にはビタミンD欠乏の頻度が高いことから、強力な骨吸収抑制剤を投与する場合、相対的なビタミンD欠乏状態が生じる可能性があり、ビタミンDを補給することがすすめられる。ただし、ビタミンD投与にともない血中カルシウム上昇および尿中カルシウム排泄増加の可能性があり、補正カルシウムが高値、あるいは尿中カルシウム/クレアチニン比（尿カルシウム（mg/dl）/クレアチニン（mg/dl））が0.3～0.4を継続的に超える場合には、ビタミンD投与量を減量する。もし、臨床的に問題がなければ少量のサイアザイドを併用するのも一案である。ビタミンDを長期にわたり安全に投与する場合は、血中カルシウムの測定はもちろんのこと、尿中カルシウム排泄についても、たとえば、2、3ヶ月に1度程度は、評価する必要があると考える。特に、エディロールは原発性骨粗鬆症患者の骨折防止効果は明瞭であり、ステロイド性骨粗鬆症の骨折防止に期待されて入るものの、尿中カルシウム排泄の高まる可能性が高いことから、従来の活性型ビタミンDによる治療以上にカルシウムの定期的なチェックが推奨される。

　顎骨壊死[13]や非定型骨折発生の報告もあるものの、頻度が低いこと[14]や、副腎皮質ステロイド投与にともなう骨折危険性の高いことを考慮すると、骨粗鬆症に対する治療が優先されるべきである。その場合、定期的に歯科的口腔ケアを実施し、大腿部の痛みを訴える場合は積極的にレントゲンやMRI検査にて、長期骨粗鬆症治療の問題点の有無を確認し、非定型骨折の可能性があれば専門医への紹介をするなどの体制を作り、ステロイド治療が継続する限り、骨粗鬆症に対する治療も継続する。

おわりに

　ステロイド性骨粗鬆症に対する早期対応の必要性が認識され、かなりコンセンサスが得られてきた。特に、閉経後のステロイド性骨粗鬆症に対する治療については、対象患者が多く、科学的な証明もそろってきた。しかし、高齢ステロイド性骨粗鬆症に対する治療開始および治療期間についてはまとまった解析がなされていない。したがって、上記記載は、改訂版ガイドラインと高齢骨粗鬆症患者の特徴から考察した結果であり、明瞭なエビデンスに基づいたものではないことを理解していただきたい。したがって、今後のデータの蓄積により、治療開始時期をどのように決めるか、どのような状況で治療を中断するかなど、今後、解決すべき課題も多い。

文　献

1) 名和田新編集，日本骨粗鬆症学会企画．ステロイド骨粗鬆症の治療マニュアル．ライフサイエンス出版．2004
2) Suzuki Y, Nawata H, Soen S, et al. Guidelines on the management and treatment of glucocorticoid-induced osteoporosis of the Japanese Society for Bone and Mineral Research: 2014 update. J Bone Miner Metab 32,

（DOI 10.1007/s00774-014-0586-6），2014

3) Grossman JM, Gordon R, Ranganath VK, et al. American College of Rheumatology 2010 recommendations for the prevention and treatment of glucocorticoid-induced osteoporosis. Arthritis Care Res 62: 1515-26, 2010

4) 中村和利．日本人における潜在性ビタミンD不足．Clinical Calcium 16: 1096-101, 2006

5) LoCascio V, Bonucci, E, Imbimbo B, et al. Bone Miner 8: 39-51, 1990

6) Lekamwasam S, Adachi JD, Agnusdei D, et al. A framework for the development of guidelines for the management of glucocorticoid-induced osteoporosis. Osteoporosis Int 23: 2257-76, 2012

7) Hakala M, Kröger H, Valleala H, Hienonen-Kempas T, Lehtonen-Veromaa M, et al. Once-monthly oral ibandronate provides significant improvement in bone mineral density in postmenopausal women treated with glucocorticoids for inflammatory rheumatic diseases: a 12-month, randomized, double-blind. Placebo-controlled trial. Scand J Rheumatol 41: 260-6, 2012

8) Saag KG, Zanchetta JR, Devogelaer JP, et al. Effects of teriparatide versus alendronate for treating glucocorticoid-induced osteoporosis: thirty-six-month results of a randomized, double-blind, controlled trial. Arthritis Rheum 60: 3346-55, 2009

9) David L Kendler, Christian Roux, Claude Laurent et al. J Bone Miner Res 25: 72-81, 2010

10) 骨粗鬆症の予防と治療ガイドライン作成委員会編．骨粗鬆症の予防と治療ガイドライン2011年度版．ライフライフサイエンス出版．2011

11) Ferrari, S. Bisphosphonates and Denosumab: Do They Thicken Bone Cortices, and Can These Changes Be Assessed by Highresolution pQCT? IBMS BoneKEy. 7: 182-6, 2010

12) Kirigaya D, Nakayama T, Ishizaki T, et al. Management and treatment of osteoporosis in patients receiving long-term glucocorticoid treatment: current status of adherence to clinical guidelines and elated factors. Intern Med 50: 2793-800, 2011

13) Urade M, Tanaka N, Furusawa K, et al. Nationwide survey for bisphosphonate-related osteonecrosis of the jaws in Japan. J Oral Maxillofac Surg 69: e364-71, 2011

14) Schilcher J, Michaëlsson K, Aspenberg P. Bisphosphonate use and atypical fractures of the femoral shaft. N Engl J Med 364: 1728-37, 2011

第10章 脆弱性骨折の保存的治療・外科的治療

はじめに

　骨粗鬆症にともなう脆弱性骨折対策の基本は骨折の予防であるが、実際に骨折が生じた際の治療としては保存的治療と外科的治療が存在する。ステロイド性骨粗鬆症ではステロイド投与が長期化すると骨吸収・骨形成ともに低下を示すことが多いが、骨折治癒については健康人とさほど違いはないとされている。しかしながらステロイド使用患者においては海綿骨のみならず皮質骨の脆弱性も存在するため再骨折のリスクは高く、また骨癒合が起こっても変形治癒などの後遺症を残す可能性は高くなる。したがって保存的治療を選択する場合には、いかにして正常なalignmentを保って骨折治癒を誘導するか、という点が重要なポイントになる。高齢者の場合には長期固定や安静による褥瘡の発生や認知機能の悪化など、副次的な問題も発生することが多い。また近年では高齢者における骨格筋量および骨格筋力の低下（サルコペニア）が大きな問題となっており、その対策が叫ばれているが、ステロイド使用はサルコペニアを増悪させる。サルコペニアはバランス力の低下を導くため易転倒性の原因ともなるのでなお一層の注意が必要である。

　骨粗鬆症を原因とする脆弱性骨折の代表は椎体圧迫骨折と大腿骨近位部骨折である。またこれ以外にも橈骨遠位端骨折、上腕骨近位部骨折などが主たる骨粗鬆症性骨折として挙げられる。以下でそれぞれの骨折に対する治療法を述べていきたい。

1. 椎体骨折

　椎体骨折は骨粗鬆症性骨折の中で最も多いものの一つである。麻痺や膀胱直腸障害などの神経障害がなければ通常はまず保存的治療が選択される。疼痛が強い急性期は安静と鎮痛薬投与などを行うが、過度の安静はサルコペニアや褥瘡などの原因となるため、可能であれば装具療法を併用しつつ、積極的にリハビリテーションを行うことが重要である。また重症な椎体骨折に対しては、近年椎体の海綿骨骨密度を高め、骨折治癒を促進する可能性を期待してテリパラチドの使用される頻度が増えている。

　骨折治癒の遷延や偽関節化が10～20％でみられるとされており、このような症例においては疼痛の持続や麻痺の進行などの臨床症状に応じて外科的治療が行われることがある。経皮的椎体形成術には局所麻酔下に経皮的に骨セメントを注入するpercutaneous vertebroplasty（PVP：狭義の椎体形成術）、セメント注入前にバルーンによって拡張を行うバルーン椎体形成術（BKP：balloon kyphoplasty）などがあるが、いずれにおいてもセメントの漏出による組織障害や神経損傷には注意する必要がある（図1）。また神経症状のない椎体骨折に対する無作為前向き臨床試験において、手術治療が保存的治療に比べて長期的な有効性を提供しないとの報告もあり、その適応は慎重に行わなければならない[1]。変形が高度な症例や不安定性を呈する症例に対してはinstrumentationを使用した固定術も行われるが、ステロイド性骨粗鬆症においては海綿骨密度の低下のためスクリューの固定性が不良なことが多く、注意を要する。

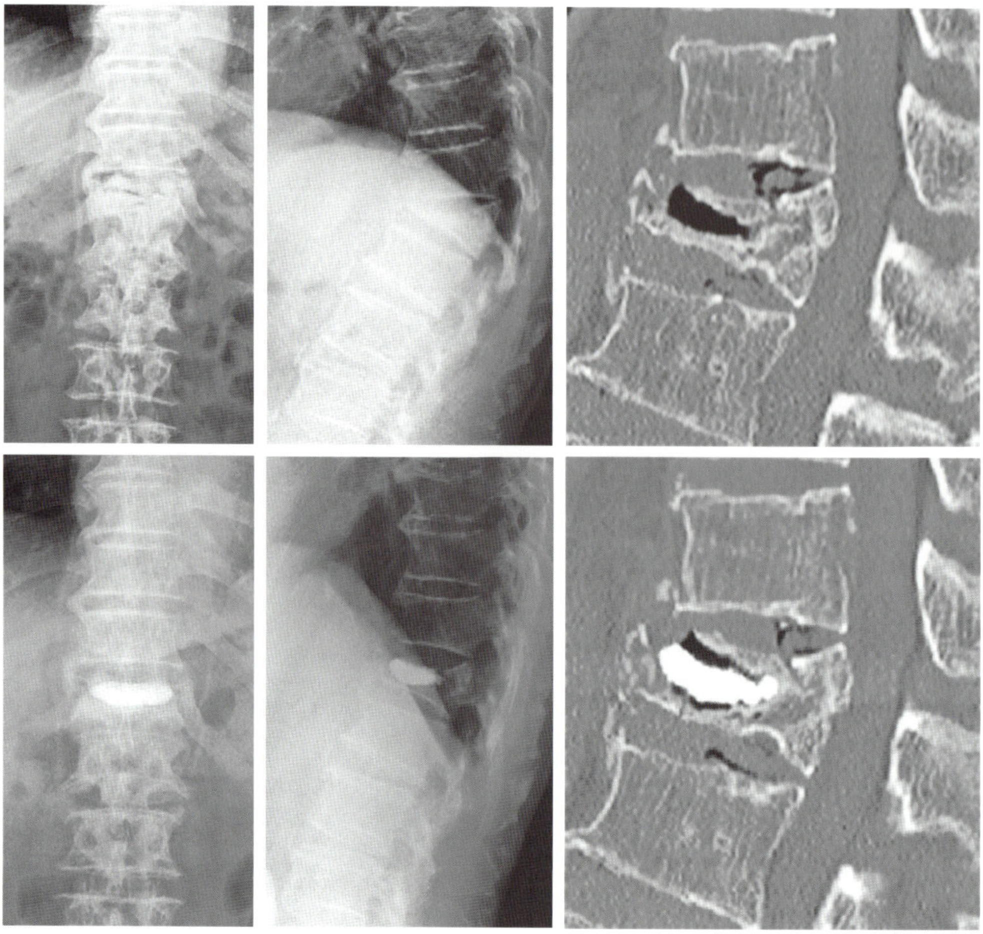

図1 椎体骨折に対するバルーン椎体形成術

2. 大腿骨近位部骨折

　大腿骨近位部骨折は代表的な骨粗鬆症性骨折であり、転倒など軽微な外傷によって高齢者に発生することが多い。原発性骨粗鬆症では80歳代にピークが存在するが、ステロイド性骨粗鬆症ではそれよりも若年層での発生が多い。大腿骨近位部骨折は、頻度が高いものとして転子部骨折と頚部骨折に分類することができる。治療としては、全身状態が不良であるなど特殊な場合を除いて外科療法が選択される[2]。関節外骨折である転子部骨折は近位骨片への血流が保たれているため、cannulated cancellous screw やハンソンピン、髄外型・髄内型インプラントによる骨接合術の適応になり、関節内の骨折で骨片への血流が不十分な頚部骨折は人工骨頭置換術の適応になることが多い（図2）。特に Garden stage III, IV などの転移型骨折では骨癒合率が悪く、骨頭壊死の発生率も高いため人工骨頭置換術の選択がガイドラインでも推奨されている[3]。しかし若年者では頚部骨折であっても自己の骨組織温存を目的に骨接合術が行われることも多い。

骨接合術		人工骨頭置換術

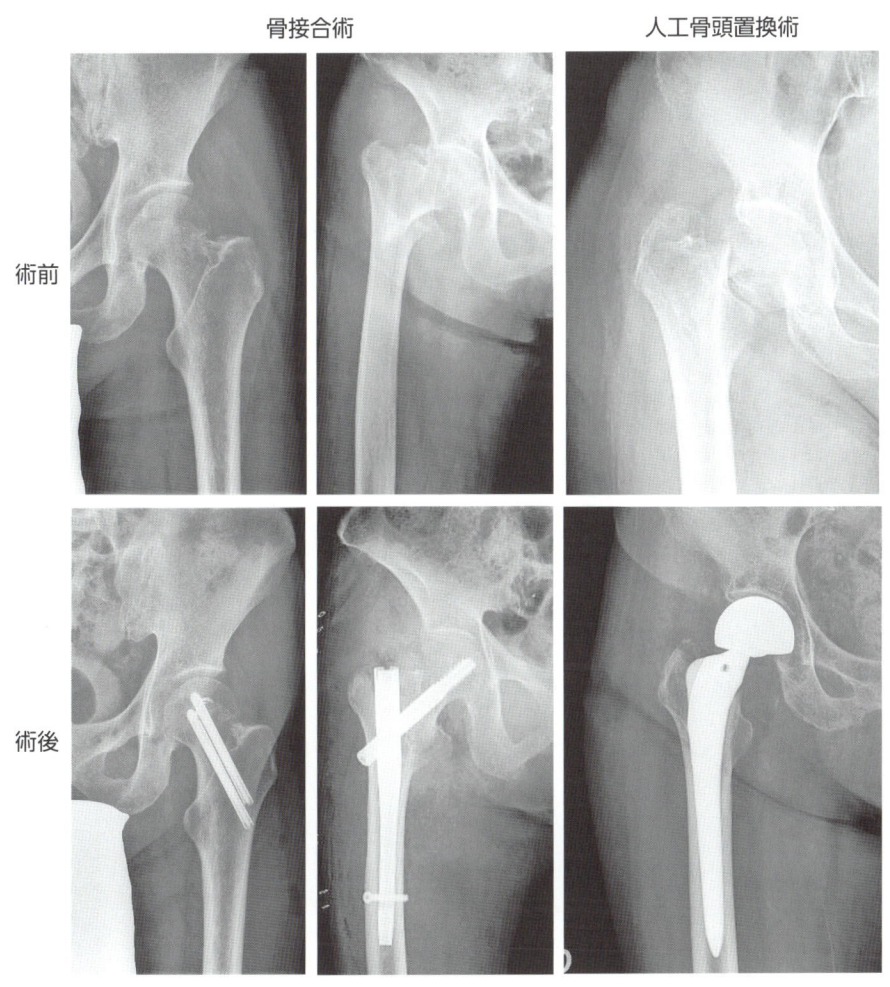

術前・術後のX線像

図2 大腿骨近位部骨折に対するさまざまな骨接合術

3. 橈骨遠位端骨折

　転倒して手をついた際に受傷することが多い骨折である。男性では加齢にともなう増加はなく、女性では50歳後半から増加するとされているが、ステロイド性骨粗鬆症患者における頻度は不明である。従来ギプス固定など保存的治療が選択されることが多かったが、近年外科的治療の頻度が増加している。特に掌側プレートの普及によって外科的治療の適応は著しく広がった（図3）。プレート固定術は安定性に富んでおり、極めて優れた術後成績を有するが、屈筋腱の断裂などの合併症発生リスクを高めることも指摘されており、安易な手術療法に警鐘をならすものである[4]。プレート固定以外にもワイヤー固定や創外固定などの術式が選択されることもある。

4. 上腕骨近位部骨折

　転倒による上腕骨への直接外力によって生じることが多い。血流が豊富で骨癒合率も比較的良好な部位であるため保存的に治療されることも多かったが、locking compression plate や髄内

髄内型インプラント　　プレート

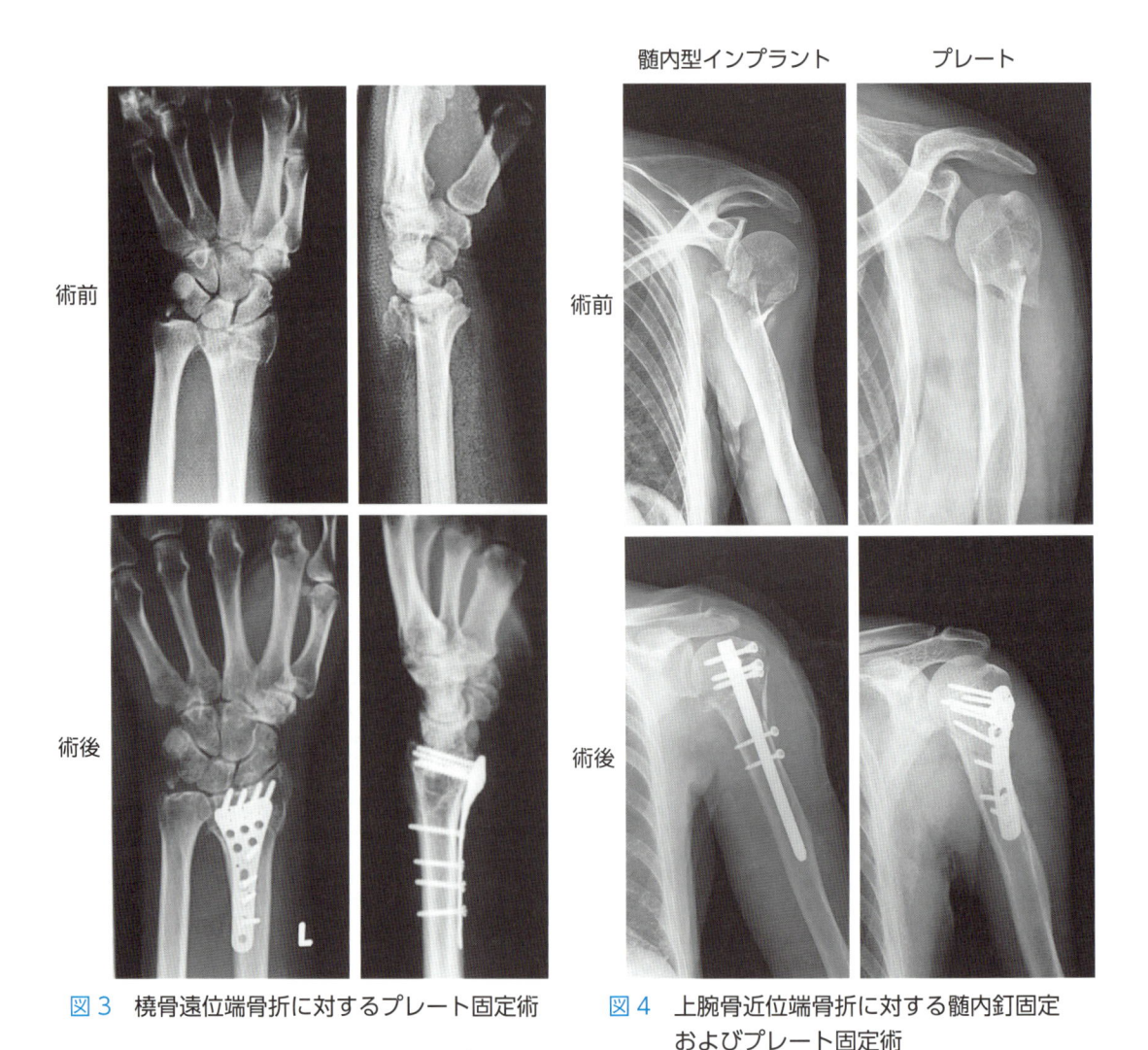

術前

術後

図3 橈骨遠位端骨折に対するプレート固定術

図4 上腕骨近位端骨折に対する髄内釘固定およびプレート固定術

型インプラントを用いた最少侵襲手術などの普及にともなって外科的治療が選択されることが多くなっている（図4）。また骨頭への血流が乏しいと考えられるいわゆる four part fracture に対しては人工骨頭置換術が選択されることが多い。外科的治療のメリットは早期からの可動域訓練が可能であり、機能的な予後が良好なことである。

5. その他の骨折・その他の治療

　その他のステロイド性骨粗鬆症における脆弱性骨折としては骨盤骨折や肋骨骨折が挙げられる。これらはいずれも保存的に治療されることがほとんどである。また補助的な治療法として低出力超音波パルス療法（LIPUS：low intensity pulsed ultrasound）が骨折治癒過程を高めるために使用されることがある（図5）。

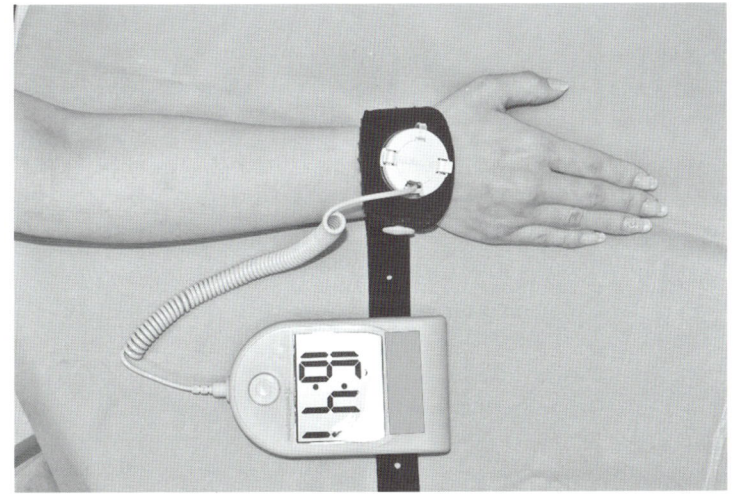

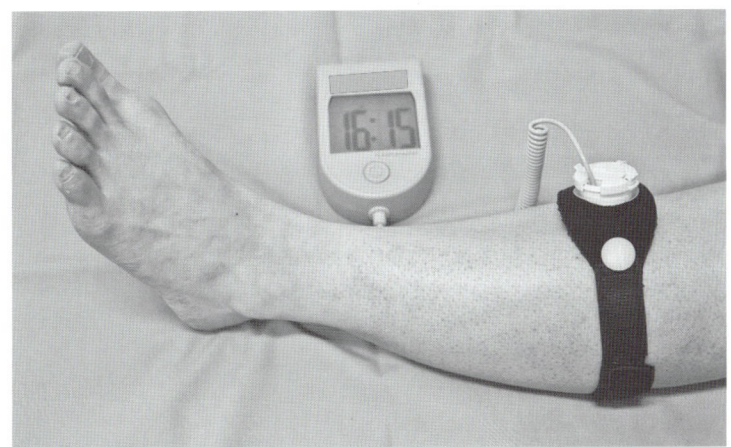

図5 低出力超音波パルス療法による骨折癒合促進（帝京大学　松下隆教授より提供）

文　献

1) Boonen S, Wahl DA, Nauroy L, Brandi ML, et al. Balloon kyphoplasty and vertebroplasty in the management of vertebral compression fractures. Osteoporos Int 22: 2915-34, 2011
2) Schmidt AH, Asnis SE, et al. Femoral neck fractures. Instr Course Lect 54: 417-45, 2005
3) 日本整形外科学会，日本骨折治療学会監修，日本整形外科学会診療ガイドライン委員会大腿骨頚部／転子部骨折診療ガイドライン策定委員会編集．大腿骨頚部／転子部骨折診療ガイドライン．2011
4) Meyer C, Chang J, et al. Complications of distal radial and scaphoid fracture treatment. J Bone Joint Surg Am 95: 1517-26, 2013

第11章 海外におけるガイドラインと今後の展望

はじめに

　ステロイド性骨粗鬆症への対応の重要性が認識されたのは、1996年の米国リウマチ学会（ACR: American College of Rheumatology）による初めてのステロイド性骨粗鬆症の予防と治療に関する勧告に際しての調査が契機となった。全米の骨粗鬆症患者2000万人のうち、20％がステロイドによるものであり、ステロイド長期投与患者の25％が骨折を起こすということが明らかになったからである。その後、英国の調査が報告されるとともに各種薬剤のステロイド性骨粗鬆症に対する臨床試験結果が報告され、各国からガイドラインや勧告が示されるとともに改訂もなされてきた。本章では、ステロイド性骨粗鬆症の歴史、海外から示されているガイドライン・勧告・枠組み、今後の展望について述べる。

1. ステロイド性骨粗鬆症の歴史

　歴史を表1に示す。初めてACRよりステロイド性骨粗鬆症の予防と治療に関する勧告が発

表1　ステロイド性骨粗鬆症の歴史

年数	ガイドライン等	その他の歴史
1996	ACR	
1997		エチドロネートの臨床試験結果
1998	英国	アレンドロネートの臨床試験結果
1999		リセドロネートの臨床試験結果
2000	カナダ	リセドロネートの臨床試験結果
2001	ACR改訂	アレンドロネートの臨床試験結果（2年）
	オーストラリア	
2002	英国改訂	
2003		ビタミンK_2の臨床効果
2004		活性型ビタミンD_3のメタ解析結果
2005	日本	
2006		アレンドロネートと活性型ビタミンD_3のhead to head試験結果
2007	FRAX®	薬物治療に関するシステマティックレビュー
		テリパラチドとアレンドロネートのhead to head試験結果
2009	NOF	ゾレドロン酸とリセドロネートのhead to head試験結果
2010	ACR改訂	
2012	IOF&ECTS枠組み	
2013	NOGG	
2014	日本改訂	

ACR: American College of Rheumaology, NOF: National Osteoporosis Foundation,
IOF: International Osteoporosis Foundation, ECTS: European Calcified Tissue Society,
NOGG: National Osteoporosis Guideline Group

表された時点では、ステロイド性骨粗鬆症に対する薬剤の臨床試験は行われていなかったことがわかる。その後、英国、カナダからガイドラインが提唱されると同時に経口ビスホスホネート製剤の臨床試験結果が発表された。その後、ACRと英国の改訂、オーストラリアからの発表があり、ビタミン K_2 の臨床効果と活性型ビタミン D_3 のメタ解析の結果が発表された後にわが国初のステロイド性骨粗鬆症の管理と治療ガイドラインが発表されている。さらに、世界保健機構（WHO：World Health Organization）による個々の患者の10年間の絶対骨折危険率を判定するツールであるFRAX®の発表やテリパラチド、ゾレドロン酸のhead to head試験の結果が発表され、2009年にはNOF（National Osteoporosis Foundation）のガイドラインが示され、2010年にACRの最新の改訂勧告が発表された。2012年には国際骨粗鬆症財団（IOF：International Osteoporosis Foundation）とECTS（European Calcified Tissue Society）によるステロイド性骨粗鬆症のガイドライン作成のための枠組みが示され、2013年には英国のNOGG（National Osteoporosis Guideline Group）による骨粗鬆症の予防と治療ガイドラインが発表され、ステロイド性骨粗鬆症に関する記載もなされている。そして、2014年わが国のステロイド性骨粗鬆症の管理と治療ガイドラインが改訂された。

2. 海外のガイドライン、勧告、枠組み

ここでは、いくつかの重要なものについて紹介する。

1）ACRの2001年の改訂勧告

2001年の米国リウマチ学会の改訂勧告[1]（図1）の主な改訂部分は、一次予防と二次予防の勧告を分けて提示したこと、一次予防の対象を1日5 mg以上、3ヶ月以上使用予定の例とし、薬物療法の中心をビスホスホネート製剤としたことである。これまでのガイドラインが1日7.5 mgのステロイド投与例を対象とし、投与期間も6ヶ月以上の例を対象とするのが一般的であったのに比し、より少ない投与量や投与期間でも一次予防を勧告した。一次、二次予防ともにカルシウム、ビタミンDの補充は全例に行い、二次予防においては性腺機能低下例ではホルモン補充療法も考慮するとされる。また、骨密度基準はWHOによる骨密度の診断カテゴリーの骨量減少に相当する-1SDとされた。

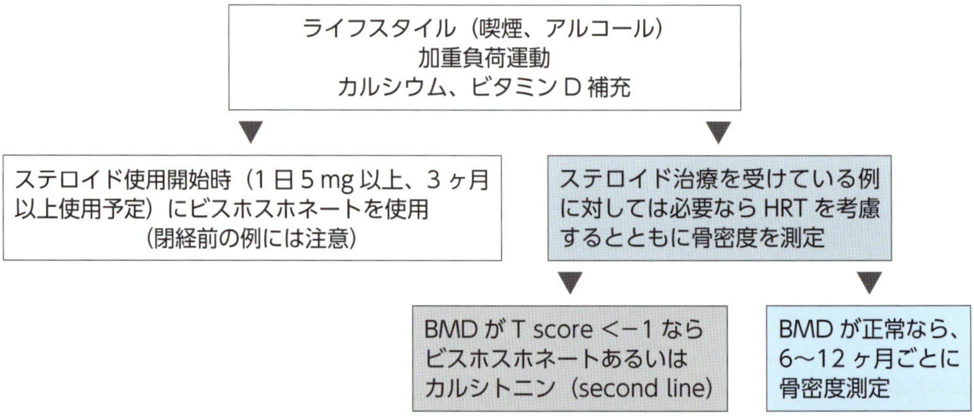

図1 ACRの2001年度改訂版ステロイド性骨粗鬆症の予防・治療に関する勧告[1]

2) 英国の改訂ガイドライン

英国の改訂版[2]（図2）では、当時までに得られた新たな疫学的データや臨床試験の結果のエビデンスを重視した改訂がなされた。レベルの高いエビデンスとして、経口ステロイド投与により骨量減少、骨折危険率の増加が起こる、高い骨密度でも骨折が起きやすい、ビスホスホネート製剤は一次、二次予防において骨量減少や骨折の予防に有効である、を挙げている。対象からステロイド投与量の制限をなくし、薬物療法を積極的に勧める高リスク例に高齢者、既存骨折例を勧告した（図2）が、1日15 mg以上の高用量服用者についてはエビデンスが明確でないとした。

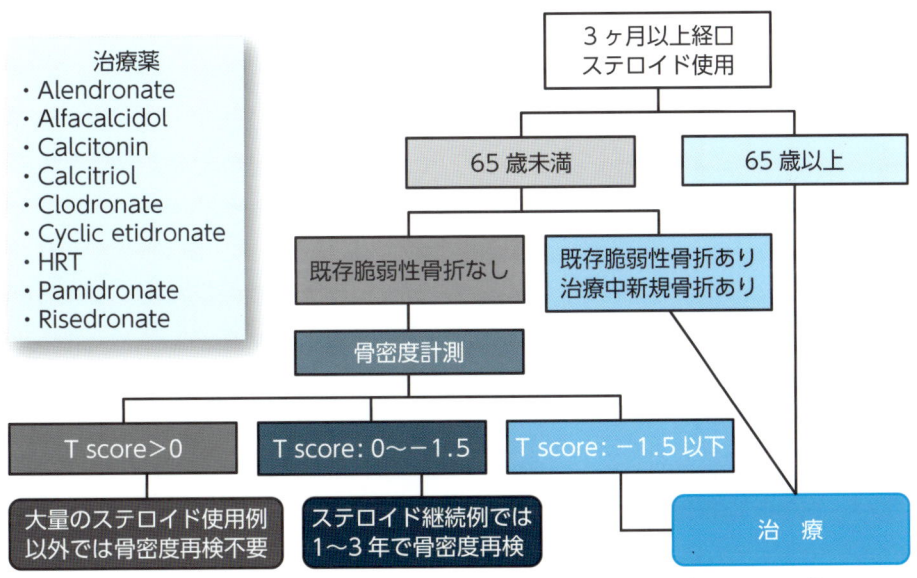

図2 英国の改訂版ステロイド性骨粗鬆症の予防・治療ガイドライン[2]

3) FRAX®

わが国のステロイド性骨粗鬆症の管理と治療ガイドラインが発表された後に、WHOから骨折リスク評価ツールとしてFRAX®[3]（図3）が提唱された。骨密度を含む12の項目または骨密度以外の11項目から個々の患者の10年間の絶対骨折危険率が算定できる。主要骨粗鬆症関連骨折（Major osteoporotic fractures）と大腿骨近位部骨折（Hip fracture）の危険率が算定され、主要骨粗鬆症関連骨折には上腕骨近位部、橈骨遠位端、大腿骨近位部と臨床椎体骨折が含まれる。問題点としては、原発性骨粗鬆症においては症状をともなう臨床椎体骨折は全椎体骨折の約3分の1であり、ステロイド性骨粗鬆症においても無症候性の骨折の方が多く、より頻度の高い形態学的椎体骨折の危険度が評価できない。さらに、多くの項目があり、なしで判定するが、たとえば骨折歴といっても肋骨骨折1ヶ所の既往例と複数の椎体骨折の既往例では骨折リスクが明らかに異なるにもかかわらず、一定のリスクが加算されるのみである。そして、ステロイドの使用に関しては、過去に3ヶ月以上の全身ステロイド投与を受けたことがあり1日平均投与量が2.5～7.5 mgの投与例でリスクが計算されているため、現在使用中の例では過少評価となり、ステロイドの投与量が7.5 mgを超す例でも過少評価となる。また、本ツールは閉経後女性と50歳以上の男性を対象としており、閉経前の女性と50歳未満の男性では使用できない。このような問題点があるものの2010年のACRの改訂勧告[4]ではFRAX®が採用された。

図3 FRAX®3)

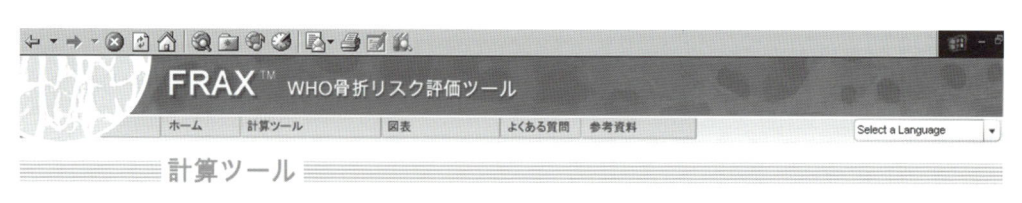

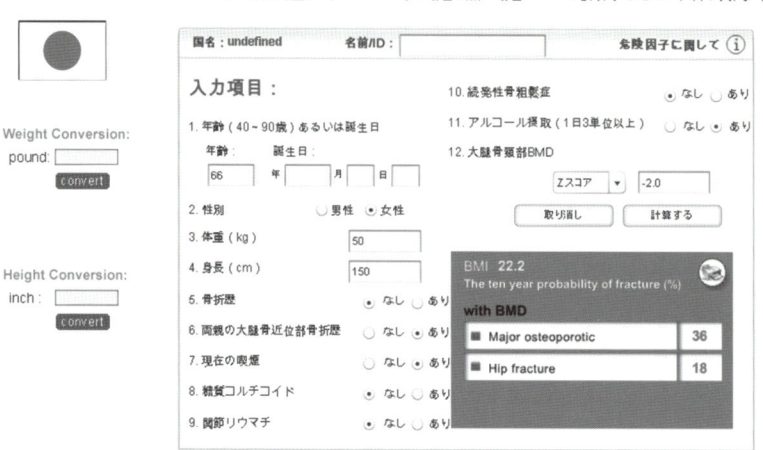

4）2002年から2010年のガイドライン、勧告

2002年の英国の改訂版から2010年のACRの改訂版までのガイドライン、勧告2,4-7)を表2に示す。ステロイドの投与量に関して、ベルギーの9.3 mgはプレドニゾン換算であり6)、プレドニゾロン換算では7.5 mgに相当する。そして、2009年のNOF（National Osteoporosis Foundation）のガイドライン7)以降FRAX®が導入された。薬剤についてもテリパラチドに関する記載がなされるようになった。

表2 最近のステロイド性骨粗鬆症の管理ガイドライン

	米国リウマチ学会4)	National Osteoporosis Fundation7)	Belgian Bone Club6)	日本骨代謝学会5)	Royal College of Physicians of London2)
薬物介入を考慮するグルココルチコイドの用量、投与期間	7.5 mg/日以上、少なくとも3ヶ月、リスクの高い患者ではどの用量、期間でも治療を要する	5 mg/日以上、少なくとも3ヶ月	9.3 mg/日以上、少なくとも3ヶ月	5 mg/日以上、少なくとも3ヶ月	65歳以上と既存脆弱性骨折例では用量と関係なく少なくとも3ヶ月
上記の条件を満たす場合の骨密度閾値	多い1日用量や累積用量、静注製剤の使用、骨密度減少に加えてFRAXに基づく閾値	FRAX変法により高リスクでなければTスコアー2.5	Tスコアー1.0～ー1.5	%YAM 80未満	Tスコアー1.5
毎年の骨密度測定を推奨	○	○	○	○	○
既存椎体骨折を薬物介入の根拠	○	○	○	○	○
カルシウム、ビタミンD補給	全例に対してカルシウム1200-1500 mg/日、ビタミンD 800-1000単位	全例に対してカルシウム1200 mg/日、ビタミンD 2000単位	全例に対し	全例に対し	低カルシウム摂取（1日1g未満）やビタミンD不足（規定なし）のみ
薬物介入	ビスホスホネート、高リスク例にはテリパラチド	ビスホスホネート、高リスク例のみテリパラチド	ビスホスホネート	ビスホスホネートを第一選択、活性型ビタミンD₃、ビタミンK₂を第二選択	第一選択はビスホスホネート、次いでテリパラチド

5) ACRの2010年の改訂勧告

　最も新しいステロイド性骨粗鬆症に関するものとしてACRの新たな勧告がある[4]。その特徴として、FRAX®を導入したこと、薬剤としては米国で保険適応のものに限定したこと、閉経前女性および50歳未満の男性に対する方針を示したこと、などが挙げられる。

　FRAX®を用いる場合は主要骨粗鬆症関連骨折危険率が20％を超す場合をhigh risk、20〜10％をmedium risk、10％未満をlow riskとしている。また、年齢と骨密度のTスコアによる簡易リスク評価表も示されており、CaucasianとAfrican Americanに対して閉経後女性と50歳以上の男性のリスク評価ができるようになっている。ただし、この簡易表を用いる場合には、低BMI、両親の大腿骨近位部骨折既往、現在の喫煙、1日3単位以上の飲酒、1日ステロイド使用量が多い、総投与量が多い、パルス療法の併用、腰椎や大腿骨近位部の骨密度の最小有意変化を超す低下、などの因子があれば、簡易表によるリスクを1段階上げるとされる。

　閉経後女性および50歳以上の男性に対しては、骨折リスクの評価による分類を行った上でステロイドの投与量や投与期間により薬剤選択を行うことが示されている[4]（図4）。閉経前女性および50歳未満の男性に対しては、既存脆弱性骨折がある場合にステロイドの投与期間と量により薬剤選択を行うとされる[4]（図5）。

　予定投与期間が3ヶ月以上となる例に対するステロイド開始時における生活習慣の指導およびモニタリングの項目として、荷重運動、禁煙、1日2単位以上の飲酒を避ける、カルシウムとビタミンD摂取指導、転倒リスク評価、DXA基礎値、血清25(OH)ビタミンD濃度、身長基礎値、既存脆弱性骨折の評価、1日プレドニゾロン換算5 mg以上投与例に対してのX線学的椎体骨折評価、カルシウム1日1200〜1500 mgの摂取（食事とサプリメント）、ビタミンDサプリメント、が挙げられている。また、3ヶ月以上のステロイド既使用例に対するモニタリングの項目として、骨密度の経時的測定、血清25(OH)ビタミンD濃度測定、年1回の身長測定、新規脆弱性骨折の評価、骨粗鬆症治療薬のコンプライアンス評価、が挙げられている。

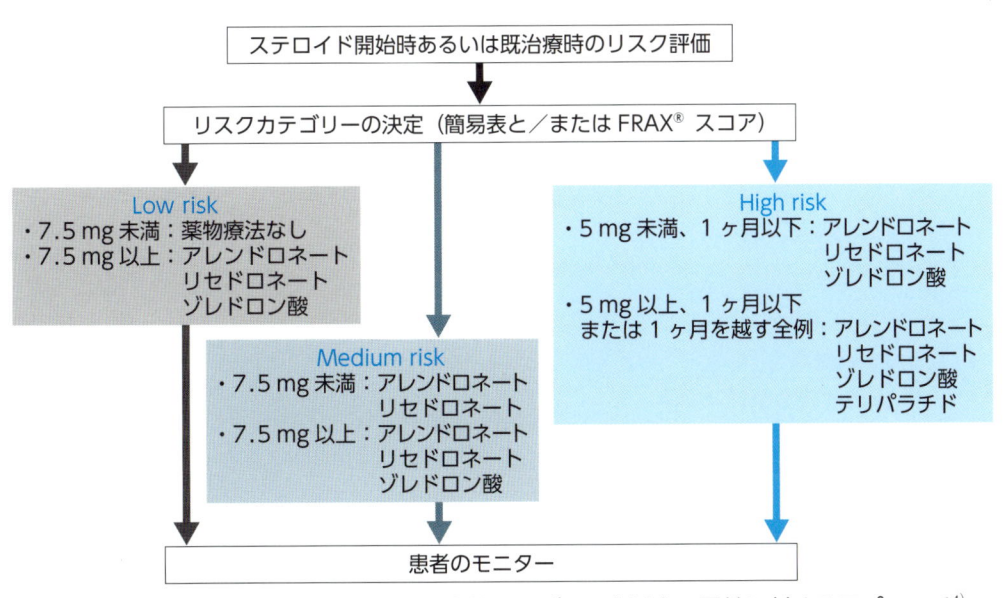

図4 ACRの改訂勧告における閉経後女性および50歳以上の男性に対するアプローチ[4]

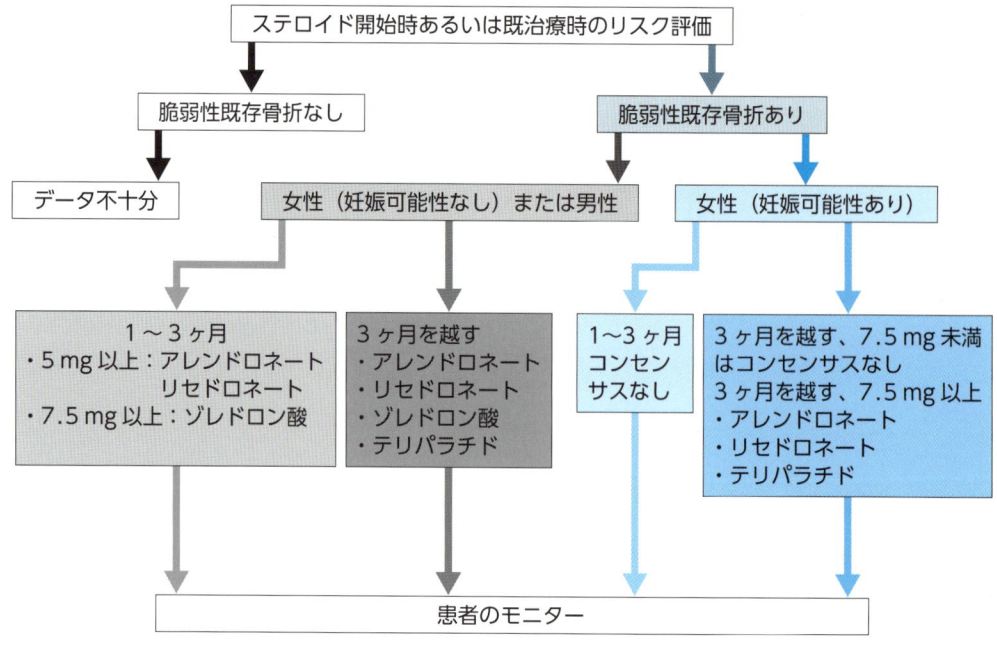

```
                    ステロイド開始時あるいは既治療時のリスク評価
                    │                                           │
        ┌───────────┘                                           └───────────┐
    脆弱性既存骨折なし                                               脆弱性既存骨折あり
        │                                                                   │
   ┌────┴────┬──────────────┐                                 ┌─────────────┴──────────────┐
データ不十分  女性(妊娠可能性なし)または男性                    女性(妊娠可能性あり)
              │                                                │
        ┌─────┴────┐                                    ┌──────┴──────┐
```

1〜3ヶ月	3ヶ月を越す	1〜3ヶ月	3ヶ月を越す、7.5 mg 未満
・5 mg 以上:アレンドロネート リセドロネート	・アレンドロネート ・リセドロネート ・ゾレドロン酸 ・テリパラチド	コンセンサスなし	はコンセンサスなし 3ヶ月を越す、7.5 mg 以上 ・アレンドロネート ・リセドロネート ・テリパラチド
・7.5 mg 以上:ゾレドロン酸			

患者のモニター

図5　ACR の改訂勧告における閉経前女性および 50 歳未満の男性に対するアプローチ[4]

6）IOF と ECTS によるガイドライン作成のための枠組み

　先に述べた FRAX® のステロイド使用による骨折リスクが 1 日平均 2.5〜7.5 mg 投与例で算定されていることから、IOF と ECTS による枠組みでは、算定された骨折危険率の補正法（表 3）が示されている[8]。しかし、7.5 mg 以上の投与例に対して一律の補正を行っても膠原病等での大量投与例においては過少評価となる可能性は否定できない。

　閉経後女性と 50 歳以上の男性に対しては、3 ヶ月以上の経口ステロイド投与中または投与予定例について既存骨折の有無、年齢、ステロイド投与量と各国の FRAX® の補正値における介入閾値を用いて治療対象を選択するとされた（図 6）。また、閉経前女性と 50 歳未満の男性に対しては、既存骨折のある例に治療を考慮するとされた（図 7）。

表3　IOF, ECTS によるステロイド投与量による 10 年間の骨折危険率の補正[8]

用量	1日平均投与量	全年齢での平均調整
大腿骨近位部骨折		
低用量	<2.5 mg	0.65
中用量	2.5〜7.5 mg	調整なし
高用量	≧7.5 mg	1.20
主要骨粗鬆症関連骨折		
低用量	<2.5 mg	0.80
中用量	2.5〜7.5 mg	調整なし
高用量	≧7.5 mg	1.15

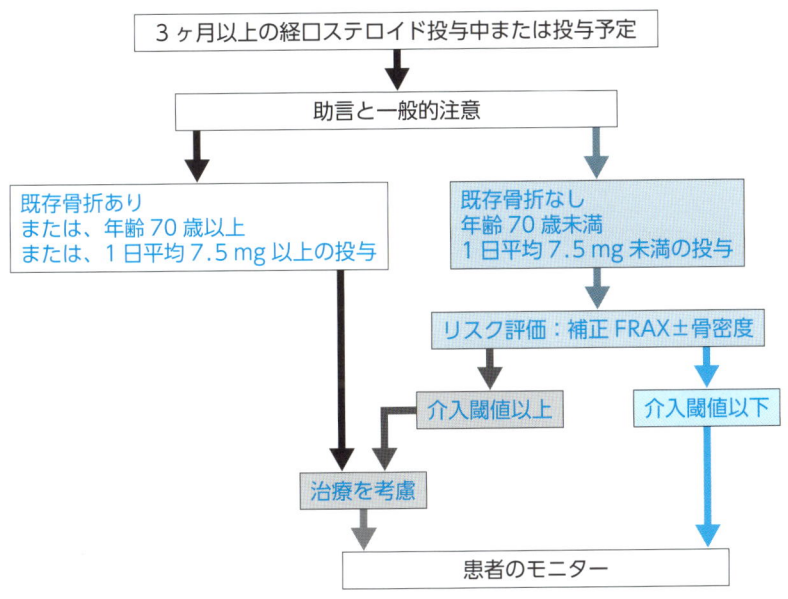

図6 IOFとECTSによる枠組みにおける閉経後女性および50歳以上の男性に対するアプローチ[8]

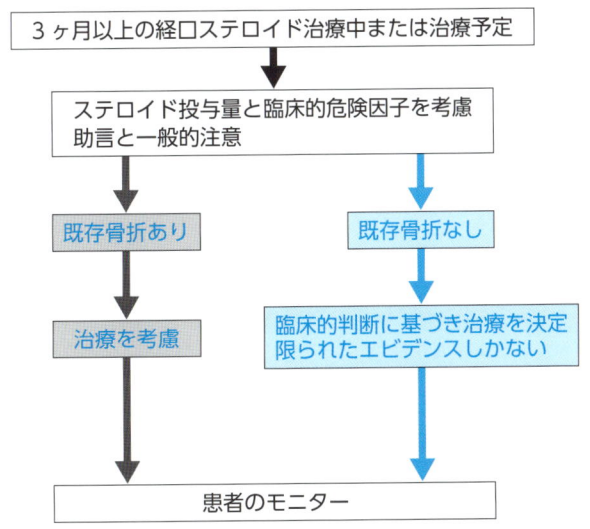

図7 IOFとECTSによる枠組みにおける閉経前女性および50歳未満の男性に対するアプローチ[8]

7) 英国NOGGによるガイドライン

英国のNOGGによる骨粗鬆症の予防と治療ガイドライン[9]では、FRAX®による介入閾値を年齢により決定している（図8）。そして、先に述べたIOFとECTSによる枠組みで示されたステロイド使用量によるFRAX®で算定された骨折危険率の補正を行うが、1日15 mg以上の投与例ではさらなる補正を行う必要があるかも知れないとしている。また、70歳以上の女性、既存脆弱性骨折のある例、高用量のステロイド投与例に対しては原則的に薬物治療を行うことが推奨されている。

a 骨密度測定なしの場合の
主要骨粗鬆症関連骨折危険度

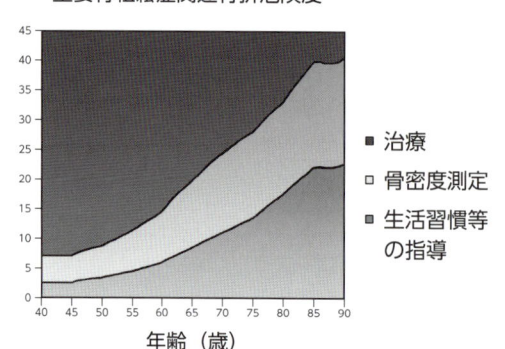

b 骨密度測定ありの場合の
主要骨粗鬆症関連骨折危険度

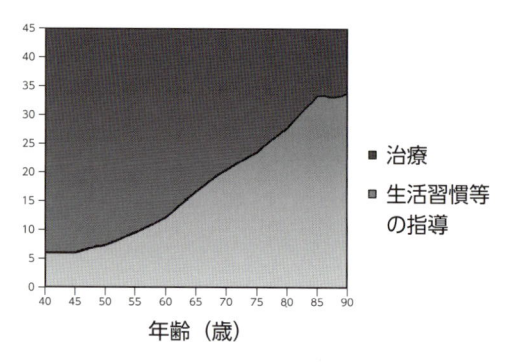

図8　NOGGによるFRAXの介入閾値[10]

3. 今後の展望

今回、日本人の縦断調査の結果から、わが国のステロイド性骨粗鬆症の管理と治療ガイドラインは改訂され、FRAX® は採用されていない。今回のガイドラインの妥当性の検証が待たれるとともに、現在米国骨代謝学会を中心としたタスクフォースにおいて骨粗鬆症の治療目標の設定が検討されており、ステロイド性骨粗鬆症においても薬物治療に際しても目標設定が望まれる。

おわりに

これまでの海外のステロイド性骨粗鬆症に関連したガイドライン、勧告、枠組みに関する変遷と今後の展望について述べた。いずれにしても医原性の病態であるステロイド性骨粗鬆症に対しては、ガイドラインに基づいた積極的な介入が望まれる。

文献

1) American College of Rheumatology Ad Hoc Committee on Glucocorticoid-induced Osteoporosis. Recommendations for the prevention and treatment of glucocorticoid-induced osteoporosis. Update. Arthritis Rheum 44: 1496-503, 2001
2) Bone and Tooth Society, National Osteoporosis Society, Royal College of Physicians. Glucocoriticoid-induced osteoporosis: guidelines for prevention and treatment. London: Royal College of Physicians 2002
3) Kanis JA, on behalf of the World Health Organization Scientific Group. Assessment of osteoporosis at the primary health care level. WHO Collaborating Center for Metabolic Bone Diseases; University of Scheffield, 2007
4) Grossman J, Gordon R, Ranganath VK, et al. American College of Rheumatology 2010 recommendation for the prevention and treatment of glucocorticoid-induced osteoporosis. Arth Care Res 62: 1515-26, 2010
5) Nawata I, Soen S, Takayanagi R, et al. Guidelines on the management and treatment of glucocorticoid-induced osteoporosis of The Japanese Society for Bone and Mineral Research (2004 edition). J Bone Miner Metab 23: 105-9, 2005
6) Devogelaer J-P, Goemaere S, Boonen S, et al. Evidence-based guidelines for the prevention and treatment of

glucocorticoid-induced osteoporosis: a consensus document of the Belgian Bone Club. Oteoporos Int 17: 8-19, 2006
7) National osteoporosis foundation's clinician's guide to the prevention and treatment of osteoporosis. National Osteoporosis Foundation, Washington DC, 2009
8) Lakamwasam S, Adachi JD, Agnusdei D, et al. A framework for the development of guidelines for the management of glucocorticoid-induced osteoporosis. Osteoporos Int 23: 2257-76, 2012
9) ww.shef.ac.uk/NOGG/NOGG_Executive_Summary.pdf
10) Compston J, et al. Maturitas 75: 392-6, 2013

ステロイド性骨粗鬆症の管理と治療ガイドライン 2014年改訂版

2014年7月24日　初版第1刷発行
2018年11月24日　初版第4刷発行

　　編　　者　　日本骨代謝学会
　　　　　　　　ステロイド性骨粗鬆症の管理と治療ガイドライン改訂委員会

　　発　行　所　　大阪大学出版会
　　　　　　　　代表者　三成　賢次

　　　　　　　　〒565-0871　大阪府吹田市山田丘2-7
　　　　　　　　　　　　　　大阪大学ウエストフロント
　　　　　　　　TEL 06-6877-1614
　　　　　　　　FAX 06-6877-1617
　　　　　　　　URL：http://www.osaka-up.or.jp

　　印刷・製本　　尼崎印刷株式会社

Ⓒ The Japanese Society for Bone and Mineral Research 2018

Printed in Japan

ISBN 978-4-87259-476-8 C3047

JCOPY 〈出版者著作権管理機構　委託出版物〉

本書の無断複製は著作権法上での例外を除き禁じられています。複製される場合は、その都度事前に、出版者著作権管理機構（電話 03-3513-6969、FAX 03-3513-6979、e-mail：info@jcopy.or.jp）の許諾を得てください。